MARLENE MEDING

SCHLAF

& ÜBER DIE VERBORGENEN AKTIVITÄTEN

WISSEN
FÜR DIE GESAMTE
LEBENSZEIT

★ BAND 1

FACHBUCHWISSEN
helenos verlag ★
W

Vorwort

Ja, es hat viel länger gedauert dieses Buch zu schreiben, als ich es zuvor je für möglich gehalten hätte. Seit vielen Jahren beschäftige ich mich mit den Wechselwirkungsprozessen im Organismus, mit der Rolle, die das Gehirn als Steuerorgan dabei spielt, und wie wesentlich der Schlaf in diesem Kontext ist.

In Gesprächen und Seminaren ist es für mich einfach, über die diversen Zusammenhänge zu sprechen, aus dem Netzwerk meiner Gedanken vieles abzurufen, was gerade gefragt wird. Meine Antworten speisen sich aus Assoziationen, folgen Gedanken, die sich als Wege, Straßen und Autobahnen - wie Rhizome - in meinem Gehirn im Laufe der Jahre gebildet haben. Ein darüber Sprechen ist leicht, die gestellten Fragen regen mein Denken an, lenken die Aufmerksamkeit auf kleinere Nebenwege, verzweigen sich, bevor sie zum Hauptthema zurückführen.

Doch das Schreiben ist völlig anders: Hier gibt es niemanden, der Fragen stellt, der etwas zu diesem vielschichtigen Thema wissen will, und so gilt es, eine allgemein verständliche Form zu finden, in der viele Antworten auf Fragen vorweggenommen sein mögen, bevor sie sich im Verlauf des Lesens stellen.

Um das zu erreichen, soll zunächst der Organismus als ein in sich geschlossenes System betrachtet werden, in dem alles mit allem zusammenhängt und der zudem - darüber hinaus - mit seiner Außenwelt verbunden ist, diese sogar dringend benötigt: Ohne sie wäre seine Existenz ausgeschlossen.

Jeder Mensch ist Teil dieser Außenwelt und als Teil der Natur mit ihren Rhythmen verbunden, die auf unsere eigenen einwirken und sie grundlegend bestimmen. Der Schlaf ist dabei ein unabdingbarer, notwendiger Teil für jeden Organismus und damit auch für das menschliche Leben.

Diese Bedeutung in ihrer Komplexität auch nur näherungsweise darzustellen, welche Reihenfolge hierbei für den Gedankenprozess der Lesenden hilfreich, welche hingegen erschwerend sein können, was zu benennen unbedingt als erforderlich erscheint, was weggelassen werden könnte - immer wieder habe ich entmutigt das Geschriebene für Wochen zur Seite gelegt und mit jedem erneuten Anlauf vieles verworfen, sogar wieder von vorne begonnen. Beim Weiterschreiben geholfen haben mir Rückmeldungen derjenigen, die den allmählich entstehenden und sich immer wieder verändernden Text gelesen und durch ihre Fragen sowohl meine Auswahl als auch seine Struktur beeinflusst haben. Ihnen allen möchte ich herzlich für Ihre Unterstützung danken. Mein besonderer Dank gilt an dieser Stelle Barbara K. und Martin S., die über die lange Dauer des Schreibens hinweg, interessiert und ermunternd meine Texte kommentiert und bei der Fehlersuche geholfen haben.

So konnte ich manches überarbeiten: Vieles habe ich jetzt weggelassen, anderes ist vielleicht zu ausführlich dargestellt oder auch zu wenig und bräuchte Ergänzendes. In diesem Sinne sollen auch die Illustrationen als eine bildhafte Unterstützung für ein Verständnis des komplexen Themas dienen.

Meine Absicht, ein einziges Buch zu diesem für mich grundlegenden Thema zum ›Schlaf‹ zu schreiben, erwies sich vom Umfang her als zu komplex, und so werden es jetzt zwei.

Der vorliegende Band ist somit der erste Teil des geplanten Gesamten: Der zweite Teil wird wohl ebenso viele Seiten umfassen, wie mir während des Schreibens deutlich wurde. Dort geht es dann um die Funktionen des Schlafs bei den kognitiven, sozialen und vitalen Prozesse sowie um die Rahmenbedingungen für eine hohe Qualität im Schlafen und im Wachen, die auf den Informationen dieses Bandes aufbauen.

Die von mir eingenommene Perspektive resultiert natürlich aus der subjektiven Gedächtnisbildung in meinem Gehirn - und so wird sich auch jede und jeder Lesende seine eigene subjektive Meinung über den Inhalt dieses Buches machen, die wiederum zu subjektiven Lernprozessen führt: Wie das geschieht, auf welchen Wegen sich eigenes Denken, Fühlen und Handeln bilden, ist - neben anderem - der Inhalt dieses Buches.

Mit der Akzeptanz, dass selbst ein komplexes Thema irgendwann zu beenden ist, setze ich nun einen Schlusspunkt und verweise auf die Fortsetzung in Band zwei.

Salzkotten, am 7. April 2023

INHALTSVERZEICHNIS

WEITERFÜHRENDE INFORMATIONEN

Einführung

Wie wichtig der Schlaf für unser gesamtes Leben ist, zeigt sich durch wissenschaftliche Forschungen immer deutlicher. Seine Qualität beeinflusst die des WachSeins, und das Wachleben wirkt sich wiederum auf die Schlafqualität aus.

Als Grundlage für alle Prozesse bis zur Gedächtnisbildung, werden zunächst ›die verborgenen Aktivitäten im Organismus‹ thematisiert, die sowohl den Schlaf- als auch den Wachzustand betreffen. Hier ist das Gehirn als Steuerzentrale mit seinen einzelnen Hirnbereichen zu beschreiben, die wie in einem Team zwar jeweils für ihren eigenen Aufgabenkanon zuständig sind, jedoch für das Funktionieren des Ganzen zusammenarbeiten. Diese Zusammenarbeit erfolgt über diverse autonom arbeitende Systeme, die ebenfalls miteinander im Organismus in Wechselwirkung stehen und die dabei sowohl ihrem eigenen Rhythmus als auch dem des Gesamten folgen. Über diese interne Abstimmung untereinander hinaus, ist der Organismus vom ›Außen‹ beeinflusst, was permant zur inneren Disbalance führt, die dann wieder durch entsprechende Reaktionen der davon Betroffenen zu korrigieren ist.
Zu den in diesem Kontext relevanten Systemen zählen das vegetative und das endokrine sowie die Temperatursteuerung und die chronobiologischen Prozesse. Letztere steuern wesentlich den ›Schlaf-Wach-Rhythmus‹, dem der zweite Teil des Buches gewidmet ist.

Dieser Rhythmus zählt zu den chronobiologischen Prozessen, der sich während der Evolution gebildet hat und in seinen diversen Aspekten darzustellen ist: Je nach Lebenszyklus verändern sich sowohl die erforderliche Schlafdauer mit den Schlafzeiten als auch die Schlafstadien mit den Träumen und der Gedächtnisbildung.

Der Wechsel zwischen Schlafen und Wachen im 24-Stunden-Verlauf wird zwar durchaus vom individuellen Schlafdruck, dem eigenen Chronotyp und dem jeweiligen Entwicklungszyklus beeinflusst wie im Folgenden ausgeführt wird, unterliegt dabei jedoch wesentlich dem Rhythmus, dem jeder Schlaf seit tausenden von Jahren folgt. So finden sowohl die Träume als auch die Gedächtnisbildung in unterschiedlichen Schlafstadien statt, und sie folgen dabei Regeln, die vom Gehirn autonom gesteuert werden. Die individuell konnotierten Inhalt sind dabei ohne Belang: Das plastische Gehirn lernt ständig in jedem Schlaf und es verändert dadurch kontinuierlich seine neuronale Struktur.

Die verborgenen Aktivitäten im Organismus in ihrer Komplexität als Grundlage auch der eigenen Lebensprozesse zu begreifen und dieses ›Wissen‹ für sich selbst - gestaltend im jeweiligen individuellen Kontext - nutzen zu können, ist das Anliegen in diesem ersten Band zum Thema Schlaf.

Um das Lesen zu erleichtern, sind die Quellenangaben ebenso wie Erklärungen zu diversen Begriffen in den Fußnoten zu finden, die durchaus ignoriert werden können: Bei Interesse sind sie jedoch auf jeder Seite verfügbar, ohne immer wieder in ›abschließenden Anmerkungen‹ zu blättern.

Auch die kürzeren Ergänzungen zum Inhalt finden sich direkt ›vor Ort‹, wogegen weiterführende - zusätzliche - Informationen in der jeweiligen sogenannten ›Box‹ thematisiert sind und natürlich im Lesefluss ebenfalls übersprungen werden können, um sie dann vielleicht im Nachhinein doch zu lesen. Eigene Hinweise im Text, wie die Verweise auf Abbildungen, Tabellen und die Boxen, sind - wie auch Ergänzungen und Auslassungen in Zitaten - mit eckigen Klammern gekennzeichnet. Die Zitate selbst sind über doppelte ›Anführungszeichen‹, eigene Hervorhebungen durch einfache erkennbar.

Schlaf - der unbewusste Teil des Lebens

Das Phänomen des Schlafs beschäftigt die Menschen weit vor unserer Zeit. Sie fragen nach seinem Sinn und Zweck, sie beobachten ihn bei anderen, und ihnen selbst fehlt immer ein Stück des Tages in ihrer Erinnerung (Abb. 1).

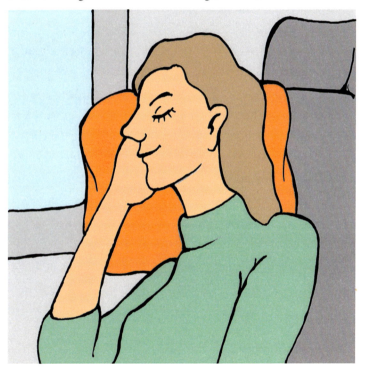

Abb. 1: Eva schläft. Eva hat es sich bequem gemacht auf ihrer Reise mit dem Zug. Ohne eigene Aktivitäten lässt sie sich fahren, und umgeben von anderen Menschen und den begleitenden Geräuschen ist sie eingeschlafen. Andere können sie sehen und beobachten - ihr selbst fehlt dieser Zeitraum in ihrem Bewusstsein. Sie lächelt im Schlaf. Wer sie sieht, kann vermuten, dass sie träumt - doch was es ist, bleibt der Beobachtung verborgen.

Das Einschlafen mag noch mit langsam schwindenden Bewusstsein zu registrieren sein, wie ein Hinweggleiten, oder es geschieht plötzlich, von einem Moment zum anderen[1] – doch was passiert dann?

Bis vor ungefähr 100 Jahren wird dem Schlaf - dem sogenannten ›kleinen Bruder des Todes‹ - keinerlei Nutzen zugeordnet. Das Schlafverhalten orientiert sich sowohl an den Bedingungen durch die Natur[2] als auch an den daraus abgeleiteten kulturellen Gegebenheiten. Mit der fortschreitenden Industrialisierung verbreitet sich dann die Idee, ›Kontrolle-über-den-Schlaf‹ zu gewinnen, um ihn mit dem ›Freien-Willen‹ selbst zu bestimmen [► Box 1]. Inzwischen wird Vieles in den Tag hineingepackt: Leistungen sind zu erbringen, eine Aufgabe folgt der anderen, und die Anzahl der Termine nimmt zu. ›Alles‹ soll in immer kürzeren Zeiträumen erledigt werden, das Tempo steigt - sowohl beruflich als auch privat. Das ›Ausruhen‹ wird auf eine kurze Nacht, vielleicht auf das Wochenende oder den Urlaub begrenzt. Der Ruf nach Entschleunigung ist seit Jahren hörbar, und es wird nach einem Gegengewicht für das ›Immer-Mehr‹ gesucht. Zudem sind subjektiv empfundene Einschränkungen durch von außen

1   Beispielsweise geschieht das Einschlafen beim Phänomen des sogenannten Sekundenschlafs plötzlich, sogar auch ohne dass sich der Mensch beim Aufwachen dessen bewusst ist, geschlafen zu haben.

2   Je nach den Gegebenheiten der Umwelt konnte der Schlaf über die 24 Stunden verteilt werden - so entwickelte sich beispielsweise die langdauernde Siesta in den Lebensräumen mit hoher Temperatur in der ›Mittagszeit‹, der dann ein späteres ›Zu-Bett-gehen‹ folgt.

gesetzte Regeln und Grenzen - nach herrschender Meinung - zu kompensieren.[3] Das soll vorrangig durch mehr Zeit für die private Gestaltung individueller Lebensart gelingen.

So gibt es bereits für die Kleinsten eine sogenannte ›Freizeit‹ - wie Musik, Ballett und Fußball - mit festen wöchentlichen Terminen: Sie ist einerseits als Kompensation nach dem Kita- oder Schul-Besuch gedacht, andererseits ist sie mit ›Nützlichem‹ gefüllt. Zudem möchten Erziehende den Kindern ›etwas‹ bieten, sie ›fördern‹ und ihnen für ›später‹ möglichst viel Bildung vermitteln.[4] Auch Jugendliche und Erwachsene ›nutzen‹ ihre freie Zeit. Sie verabreden sich mit Freunden, haben feste Termine zum Sport oder folgen anderen ›Events‹, die den Alltag mit seinen Vorgaben ›Vergessen-Machen‹ und statt dessen ein ›Freiheits-Feeling‹ ermöglichen. Allem, was privat stattfindet oder individuell Freude bereitet, wird ein Ausgleich sowohl für das Berufliche als auch für das ›Vorgegebene‹ im Privaten zugeordnet und mit dem Begriff ›Work-Life-Balance‹ bezeichnet, der Arbeit und Leben gegeneinander setzt.

Hier ergibt sich die grundsätzliche Frage, was als ›Leben‹ definiert ist: Findet das ›Leben‹ außerhalb der Arbeit statt - oder ist die Arbeitszeit auch Lebenszeit?

3   Zu den geforderten Aktivitäten zählen beispielsweise vielfach berufliches ›Eingebundensein‹, der empfundene Stress am Arbeitsplatz aber auch wiederkehrende familiäre Tätigkeiten wie Haushalt, Termine für die Kinder und alles, ›Was-man-machen-muss‹!

4   Sofern Erwachsene dabei an den Spruch »Was Hänschen nicht lernt, lernt Hans nimmermehr« denken, verweist diese Redensart tatsächlich auf das Erlernen der Sinneswahrnehmungen, der Bewegungsabläufe und der Sozialisierung in den ersten Lebensjahren anstatt auf den Wissenserwerb.

BOX 1: *Zur geschichtlichen Betrachtung*

Geht man noch 1840 von einem ›Organschlaf‹ des Gehirns aus, so ermöglichen die technischen Fortschritte im 20. Jahrhundert wissenschaftliche Untersuchungen zur Physiologie des Schlafs. Seine Bedeutung für die Gesundheit sowie die Folgen von Schlafentzug und Schichtarbeit, zählen zu den wissenschaftlichen Forschungsbereichen.

Schlafstörungen[1], die zunehmend die Lebensqualität beeinträchtigen und wirtschaftlich hohe Kosten verursachen, werden inzwischen in Schlaflaboren untersucht. Das ›Wissen‹ über die existenzielle Bedeutung von Schlaf nimmt zu, doch ein Drittel des Lebens in diesem Zustand zu verbringen, wird gesellschaftlich eher als ein Verlust von Lebenszeit betrachtet.

Schon vor über 2000 Jahren besteht der Wunsch, den Schlaf in seiner Länge zu reduzieren, um ›mehr-vom-Leben‹ zu haben. Immer wieder versuchen die Menschen, die Schlafdauer zu begrenzen: Berichtet wird gern von denen, die nur 4-5 Stunden pro Nacht benötigen, wie Alexander der Große und Napoleon[2]. Dessen Soldaten sollen im Schlaf, in einer Reihe aneinander gebunden, marschiert sein, um die großen Strecken in extrem kurzer Zeit zu bewältigen.[3]

1   Unterschieden wird zwischen den organischen und nicht-organischen Schlaf- und schlafbezogenen Störungen bei Erwachsenen und Kindern. Eine praxisorientierte Übersicht mit acht Kategorien von Schlafstörungen, die bereits dokumentiert sind, findet sich im ›*International Classification of Sleep Disorders*‹ (ICSD-2), beschrieben bei Wiater, S. 17-23.

2   Heute gehen Historiker davon aus, dass der Feldherr wohl häufig tagsüber, auf seinem Pferd reitend, geschlafen hat.

3   Hier handelt es sich jedoch tatsächlich nur um eine Verringerung der Hirnaktivität im Wachen, wie sie auch bei der Meditation zu beobachten ist.

Bis zur Erfindung künstlicher Beleuchtung, schränkte die Dunkelheit selbst bei Mond- und Sternenlicht, ergänzt durch das Licht vom Feuer, die Aktivitäten deutlich ein – es war die tägliche Zeit für Stille, Musizieren, Singen und Geschichten, verbunden mit Essen und Trinken, sofern vorhanden. Die jahreszeitlichen Unterschiede von circa 8-16 Stunden, je nach Sonnenstand, führten in der dunklen Winterzeit zu einem geringeren Energieverbrauch durch körperliche Aktivitäten.

Aus kulturellen und religiösen Bräuchen entstanden Sonn- und Feiertage, die bestimmte Tätigkeiten reduzierten oder verboten. Im ländlichen Raum Deutschlands läuteten abendliche Glocken noch im 20. Jahrhundert den Feierabend ein: Es gab zwar künstliches Licht, das den Tag in die Nacht verschieben kann, doch bis 18°° Uhr sollten jegliche Arbeiten getan sein – wer danach noch Dinge erledigte, dem wurde Faulheit tagsüber zugeordnet.

In der Menschheitsgeschichte verfügten Jäger und Sammler tagsüber bei Helligkeit über 3-5 Stunden mehr Zeit für ihre Muße als die Menschen, die Ackerbau betrieben und im Hellen permanent tätig sein mussten, um ihre Lebensgrundlagen zu erwirtschaften.

Für mehr Zufriedenheit ist es tatsächlich sinnvoll, Arbeit und Privat ›ausgewogen‹ zu gestalten und eine individuelle ›Work-Privacy-Balance‹ anzustreben!
Doch selbst bei einer subjektiv praktizierten ›Work-Life-Balance‹ oder der individuellen ›Work-Privacy-Balance‹ können sich weiterhin zunehmend Einbußen in der Wach-und Schlaf-

qualität zeigen: beispielsweise in einer spürbaren Reduzierung der physischen oder psychischen Leistungsfähigkeit, in Müdigkeit am Tag und Schlafstörungen in der Nacht. Um Abhilfe zu schaffen, liegt der Focus der Aufmerksamkeit dann gerne im Bereich der ›gesunden‹ Ernährung mit ihren Vitaminen und Mineralstoffen sowie Nahrungsergänzungsprodukten.

Da, wo eine relevante Verbindung zum Schlaf vermutet wird, werden die jeweiligen Symptome ›behandelt‹: Je nach der Intensität der Beeinträchtigung, fällt die Wahl der eingesetzten ›Rezepte‹ beispielsweise auf Entspannungstechniken,[5] Hausmittel[6] oder Pharmaerzeugnisse[7], um den Schlaf zu fördern. Besonders bei gravierenden gesundheitlichen Problemen[8] wird eine Untersuchung im Schlaflabor[9] veranlasst. Bei die-

5   Hierzu zählen sowohl die Meditationsmusik, Atemübungen, Autogenes Training und das ›Schäfchen-zählen‹.

6   Das Spektrum reicht vom ›Warme-Milch-Trinken‹ über das ›Warme-Bad‹ oder den ›Saunabesuch‹ bis zum Alkohol für die nötige ›Bettschwere‹.

7   Neben den lange bekannten Schlafmitteln wird inzwischen auch für das Hormon Melatonin geworben. Melatonin ist das sogenannte Schlafhormon, das sich im Organismus unter bestimmten Voraussetzungen bildet und im Kapitel zu den Steuerungssystemen des Organismus thematisiert wird.

8   Werden beispielsweise Funktionsstörungen der Atmung, der Hirnsteuerung oder Herz-Kreislauf-Probleme vermutet, ist diese Untersuchung ein relevanter Teil der Suche nach den Ursachen.

9   Die Anzahl der Schlaflabore für Erwachsene nimmt stetig zu, und auch spezielle Einrichtungen für Kinder mit Schlafstörungen werden zunehmend benötigt. Die Analyse der Aufzeichnungen über den individuellen Schlafverlauf kann Hinweise auf Ursachen geben, die im organismischen Zusammenspiel evolutionär bedingter Funktionen des Lebens begründet sind.

sen Interventionen im Kontext von ›Behandlung‹ wird meist übersehen, dass es für den Organismus letztlich völlig gleich ist, ob es um subjektiv empfundene ›lästige‹ Arbeit oder ›attraktive‹ Freizeit geht:[10] Jeder Termin - selbst ein ›Freizeitangebot‹ - ist für ihn eine Aktivität, die Energie verbraucht.

Wesentlich für eine hohe Wach- und Schlafqualität ist einzig eine organismische ›Energie-Balance‹. Sie entsteht aus einem - an die Erfordernisse des individuellen Lebens - angepassten Wechsel zwischen Energieverbrauch und Energiegewinn: Phasen hoher und dann wieder reduzierter Belastung sowie angemessene Regenerationsphasen, die auf den organismischen Bedarf abgestimmt sind, sorgen für die innere Ausgewogenheit, mit der ein Organismus auf tägliche innere und äußere Gegebenheiten zu reagieren hat. Das Leben als Gesamtsystem benötigt eine bestimmte eigene Ordung im Chaos des Umgebenden.[11]

Kinder verfügen meist noch über eine intuitive Steuerung für ihren Energiehaushalt. Sie regenerieren sich beispielsweise in ihrem ›Spiel‹, wenn es sich ohne Vorgaben von außen entwickeln kann. Sie reduzieren ihren Energieverbrauch dadurch, dass sie die ihnen längst bekannten Tätigkeiten wiederholen

10   Die subjektive Bewertung beeinflusst zusätzlich den Energieverbrauch insofern, dass negativ konnotierte Tätigkeiten durch innere Widerstände deutlich mehr Energie verbrauchen.

11   Jedes Lebewesen steht im Wechselverhältnis mit seiner Umwelt, in der es durch sein Handeln wie beispielsweise bei der Nahrungsaufnahme oder anderer ›Entnahmen‹, im Außen eine Unordnung, ein Chaos schafft, was wiederum auf sein Innen wirkt und dort zu balancieren ist [vgl. Nurse, 2021].

und so ihre Reizaufnahme begrenzen. Auch bei ›Langeweile‹ entsteht eine Korrektur zugunsten dieser inneren Balance: Während das Außen reizarm oder sogar reizlos ist, haben
Denken, Sprechen und Handeln ›Pause‹.[12]

Für Erwachsene wäre es sinnvoll, sich in ihren ›freien‹ Zeiten
eher von ihrem aktuellen Bedarf[13] leiten zu lassen, anstatt von
Planung und Terminierung. Wenn der Energieverbrauch -
beispielsweise durch Automatismen oder ›Nicht-Tun‹ - sinkt,
kann sich der Organismus etwas erholen.

Leider ist die Lebenskunst der ›Muße‹[14] in unserer Gesellschaft bei Vielen in Vergessenheit geraten, die früheren Gene-

12   Leider intervenieren Erwachsene gern und fordern dazu
auf, doch ›Mal-etwas-Neues-auszuprobieren‹, bei einem Ange-
bot ›Mitzumachen-anstatt-sich-zurückzuziehen‹, und so fort!

13   Der aktuelle Bedarf ist nur durch ein Innehalten bezüglich
der körperlichen und geistigen Aktivitäten erkennbar: Wer die
Aufmerksamkeit auf das Innen, das Gefühl, lenkt, kann vielleicht spüren, was gerade ›dran‹ ist. Das Problem, um dieses
wahrnehmen zu können, besteht darin, dass es für die Menschen zunehmend schwieriger wird, ihre Aufmerksamkeit auf
ihr Inneres zu lenken: Wer sich auf das Außen konzentriert,
verliert die Aufmerksamkeit für das Innen - wer sich selbst
beobachten und herausfinden will, »was er jeweils denkt und
fühlt, stellt [...] fest, dass er das Außen aus dem Blick, aus dem
Bewusstsein verliert« (Meding, 2015, S. 46).

14   Muße ist die Zeit »für eine Beschäftigung mit nicht zweck-
gebundenen Tätigkeiten« (Gassen, 2013, S. 58). Bereits vor 70.000
Jahren hatte der Mensch Zeit »für die schönen Dinge im Leben«
(ebda., S. 58), für Musik, Malerei und das plastische Gestalten.
Anthropologen gehen davon aus, dass die »Entwicklung des
Menschen vom Vormenschen zum europäischen Jetztmenschen
[...] ohne Muße und die Sehnsucht nach Schönem im Sinne einer
Ästhetik nicht denkbar« (ebd., S. 58) ist. In unserer Gesellschaft
ist eher die Redensart »Müßiggang ist aller Laster Anfang« als
moralisches Prinzip verbreitet.

rationen selbstverständlich war: Nach getaner Arbeit die Hände ›ruhen‹ zu lassen und ein Quasi-Verbot für ein ›Tätigsein‹ zu bestimmten Zeiten, gehörte noch vor einigen Jahrzehnten zum täglichen Leben und sorgte regelmäßig für den erforderlichen Ausgleich. Entsteht hingegen eine Disbalance zwischen den Aktivitäten und den resultierenden[15] Ausgleichszeiten, dann fehlt die erforderliche Energie um die ›Ordnung‹ interner Prozesse wieder herzustellen.

Wer sich also mit dem Schlaf beschäftigt, wird gleichzeitig mit dem ›Wach-Sein‹ konfrontiert - beide bedingen einander und sind in ihren Qualitäten voneinander abhängig. Eine hohe Qualität des Wach-Seins ist durch eine hohe Qualität mit entsprechendem Schlaf zu erreichen.
Hier bewusst Einfluss nehmen zu können, erfordert ein Wissen um die Zusammenhänge diverser verborgener Aktivitäten im Organismus, die miteinander permanent interagieren und die im Folgenden aufgezeigt werden.

---

15   Die Art und Weise des Ausgleichs ist von den vorhergehenden Aktivitäten abhängig: durchaus von denen über einen längeren Zeitraum. Beispielsweise benötigt eine zielgerichtete Bewegungsaktivität einen Ausgleich wie das Spazierengehen - im jeweils eigenen Rhythmus und ohne ein Ziel anzustreben. Konzentriertes Arbeiten am Schreibtisch wäre mit etwas Bewegung zu kompensieren: wobei diese eine gemäßigte Form haben sollte, da zuvor viel Energie eingesetzt wurde und daher für eine körperliche Aktivität nur wenig Energie bleibt. Letztlich ist ein Wechsel zwischen Energieeinsatz und Energiereduzierung sinnvoll!

Verborgene Aktivitäten

Alles was lebt, ist Teil der Natur und ist von den Rhythmen der Natur abhängig, die beispielsweise täglich in ihrem Wechsel von Tag und Nacht erlebbar sind [▶ Box 2].

Auch jeder menschliche Organismus folgt noch immer - wie der seiner Vorfahren vor Jahrtausenden - einem in der Evolution entstandenen biologischen Entwicklungs- und Veränderungsprogramm im Lebensverlauf. Dabei schwingen alle Funktionen des Organismus in ihren je eigenen Rhythmen, die sich am Lebenszyklus sowie an der Umgebung orientieren. Sie »schwingen synchron mit den Perioden der Umwelt«[16], in Intensität und Dauer im Tages- und Jahresverlauf unterschiedlich. Auf sich verändernde Bedingungen, im eigenen Inneren und zu denen in ihrer Umwelt, können sie sich - zeitlich begrenzt - relativ[17] flexibel einstellen. Dazu gehören im rhythmischen Wechsel von Wachen und Schlafen auch die während dieser Zeit ablaufenden Phasen, die den organismischen Bedingungen folgen.

In den wachen Phasen wechseln unterschiedliche Intensitäten von ›Wach‹ einander ab: von ›Wach-Fit‹ mit hoher Konzentration über ›Wach‹, das für Routinen genügt, zu ›Wach-Schläfrig‹, mit sinkender Aufmerksamkeit, so

16   Aschoff, 1983, S. 134.

17   Relativ bedeutet, dass sich die einzelnen Funktionen in ihrem Zusammen- und Wechselspiel nur in ihrem spezifischen Variationsbereich anpassen können, für den zusätzlich unterschiedliche Zeiten benötigt werden. Siehe hierzu ab Seite 80.

Box 2: Takt vs. Rhythmus

Im gesellschaftlichen Sprachgebrauch wird der Begriff ›Rhythmus‹ synonym mit dem für ›Takt‹ verwendet - doch tatsächlich unterscheiden sich beide in ihrem Wesen deutlich voneinander:

▶ Ein Takt ist durch eine starre, gleichförmige und exakte zeitliche Abfolge gekennzeichnet, die bei jeder Wiederholung konstant bleibt. Beispielsweise liegt unserer Zeitmessung der Takt zugrunde, der jeder Sekunde auf der Uhr die gleiche Dauer zuordnet, gleichgültig, ob das Erleben als positiv oder negativ eingeordnet wird und unabhängig vom individuellen Zeitempfinden.

▶ Ein Rhythmus ist ebenfalls durch eine gegliederte Bewegung gekennzeichnet, doch er ist in seiner Dauer - bis zur periodischen Wiederholung - nur ›ungefähr‹ anzugeben. Er unterscheidet sich neben seiner Frequenz durch seine Periodenlänge - die Millisekunden oder auch Jahre betragen können - bevor sich ein Zyklus wiederholt.

Rhythmen finden sich in der uns umgebenden Natur mit Tag und Nacht, Ebbe und Flut, im Mondzyklus sowie in den vier Jahreszeiten mit ihrem Wechsel, die jeweils von Bedingungen wie der Erdrotation abhängen. Sowohl die unterschiedliche Dauer von Dunkelheit und Helligkeit als auch die Schwankungen der Umgebungstemperatur im täglichen und jahreszeitlichen Verlauf sind Beispiele für die Herausforderungen an die Flexibilität des Organismus: Diverse innere Rhythmen, von denen viele von der Wirkmacht äußerer Rhythmen dominiert werden, sind permanent untereinander abzustimmen.

dass nur Automatismen oder Ruhephasen möglich sind. Der Schlaf selbst verläuft ebenfalls in unterschiedlichen Schlafphasen, die sich immer wieder zyklenabhängig verändern und in denen jeweils unterschiedliche rhythmische Prozesse stattfinden, wie weiter unten detailliert beschrieben ist.[18]

Folgt ein Wachsein seinem angemessenen Rhythmus, wird sich ein erholsamer Schlaf einstellen - sofern es die Rahmenbedingungen zulassen, und seine Dauer genügt. Ihm folgt dann wiederum eine hohe Qualität für das nächste Wachsein. In der Umkehrung bedeutet es allerdings, dass bei fehlender Wach-Rhythmik, zu geringer Energiereserve oder reduzierter Schlafzeit, die Schlafqualität an sich sinkt, und damit die folgende Wachphase eine mehr oder weniger deutliche Reduzierung der Lebensqualität mit sich bringt.[19]

Leben an sich ist ein sich stetig wandelndes, sich selbst regulierendes System: Die diversen Aufgaben, die im Organismus zu leisten sind, um die Existenz des Gesamten zu gewährleisten, werden von spezialisierten Untersystemen übernommen. Diese organisieren sich im Wesentlichen selbst: In ihrem komplexen Zusammenspiel von allen Beteiligten, werden sie letztlich jedoch vom Gehirn beeinflusst, gesteuert und koordiniert. Das Gehirn ist somit die oberste Instanz für die Steuerung des komplexen Organismus ›Mensch‹.

18 Siehe ab Seite 97.

19 Über diese offensichtlichen Störfaktoren für einen erholsamen Schlaf gibt es natürlich weitere wie beispielsweise Krankheiten, Sorgen sowie mehr oder weniger drastische Einschnitte in die eigene Lebensweise.

Gehirn als Steuerzentrale

Als Steuerzentrale für den Organismus regelt das Gehirn seine eigenen Prozesse und die des Körpers autonom nach Prinzipien, die sich im Verlauf der Evolution gebildet haben, und die weiterhin grundlegend sind [▸ Box 3].

Box 3: Gehirnentwicklung

Das Gehirn entwickelt sich in der vorgeburtlichen Phase als sogenanntes Neuralrohr: Während zuvor alle Nervenzellen bei ihrer Teilung noch ›Alles‹ werden können, spezialisieren sie sich nun zunehmend. Die Nervenzellen, die sich zufällig um kleine, mit Flüssigkeit gefüllte Bläschen, die sogenannten Ventrikel, anordnen, bilden durch Teilung eine immer dicker werdende Zellmasse, die weitere Abschnürungen initiiert und damit »die Grundstruktur des späteren Gehirns [vorgibt]. Die um den ersten Ventrikel herum gebildeten Nervenzellen werden zum Stammhirn, die des zweiten zum Mittelhirn, die des dritten zum Zwischenhirn und die der beiden vorderen zu den beiden Großhirnhemisphären. [...] Die genetischen Anlagen [des Individuums] legen lediglich fest, welche Leistungen die Nervenzellen zu erbringen imstande sind, wenn sie in eine bestimmte Situation geraten. [Alles, was im Embryo, im Fötus und nach der Geburt im Entwicklungsweg] neu hinzukommt, wird also automatisch in das eingebettet und in seiner weiteren Entwicklung durch das festgelegt, was bis dahin bereits entstanden ist« (Hüther & Krens, S. 60-62).

Bei der Geburt ist das menschliche Gehirn funktionell und strukturell unreif. Es entwickelt sich nur in der Wechselbeziehung von genetischer Anlage und den äußeren Einflüssen aus Umwelt und sozialem Umfeld weiter. Die Entwicklungsvorgänge erstrecken sich »in die frühe Lebenszeit hinein, in gewissen Teilen sogar bis ins dritte Lebensjahrzehnt« (Oeser, S. 80).

Die Reifung des zentralen Nervensystems erfolgt durch spezifischen Input für die Sinneswahrnehmungen und die darauf aufbauenden kognitiven[1] Fähigkeiten in den jeweiligen kritischen Entwicklungsphasen. Bleiben die entsprechenden - zu diesem Zeitpunkt erforderlichen - Reize aus, »unterbleibt die histogenetische Reifung endgültig, das System degeneriert, die Funktion wird daher nicht voll entwickelt und bleibt für immer auf niedriger Stufe. [...] Jeder Einzelne kann und muss im eigenen Adaptationsprozess die jeweils gegebenen Umweltparameter in der verlängerten postnatalen Reifezeit des Gehirns mittels des Schnellverfahrens der Histogenese und der selektiven Lernprozesse ad hoc in seine Verhaltensstrukturen und Reaktionsprogramme einbauen. [Es] erfolgt somit [...] die frühe Anpassung an die Gegebenheiten der natürlichen und kulturellen Umwelt« (Ebd., S. 80-81).[2] Zwischen dem dritten und bis ins siebte Lebensjahrzehnt hinein, finden im Gehirn zwar ›epigenetische‹[3] Vorgänge statt, doch erst im Alter - jenseits des 80. Lebensjahres - stellen sich lebenszeitabhängige Veränderungen im Organismus, und damit auch im Gehirn, ein.

1   ›Kognitiv‹ [Def.]: Das Wahrnehmen, Denken, Erkennen betreffend.

2   Als Histogenese [griech. histos = Gewebe; griech. genesis = Entstehung] wird die Bildung spezialisierter Gewebes im Verlauf der Entwicklung bezeichnet.

3   Die Epigenetik (engl. epigenetics) beschäftigt sich mit dem Einfluss der Umwelt - wie beispielsweise durch Ernährung, Stress und Traumata - auf die Änderungen der Genfunktionen und deren Auswirkungen auf die Cromosomen.

Der Abgleich zwischen den inneren Rhythmen mit den äußeren Bedingungen aus Umwelt und sozialem Umfeld findet permanent statt. Dabei entscheidet das Gehirn darüber, welche der Funktionen jeweils Priorität haben. Als oberste Instanz sorgt es immer dafür, das es selbst genügend Energie für seine Tätigkeiten hat, auch auf Kosten anderer Funktionen im und für den Organismus: Denn wenn es ›ausfällt‹, fallen auch alle anderen Organe und Steuerungssysteme aus.[20]

Das Gehirn besteht aus dem Hirnstamm (auch als Stammhirn bezeichnet), den zwei Kleinhirnen, dem limbischen System und dem Großhirn mit seinen zwei Hemisphären [Abb. 2]. Jeder dieser Bereiche ist für bestimmte Aufgaben zuständig, und alle sind - wie ein Team - gemeinsam bei jeglichem Fühlen, Denken und Handeln beteiligt.[21]

Der Hirnstamm

Das Stammhirn ist der älteste Teil des Gehirns und wird auch als Reptiliengehirn bezeichnet, da es bereits bei diesen zu finden ist. Es besteht aus dem ›Verlängerten Mark‹ als Fortsetzung des Rückenmarks, der sogenannten Brücke und dem Mittelhirn: Sie bilden zusammen anatomisch einen sogenannten ›Stiel‹, von dem die beiden Hälften des Großhirns und das rechte und linke Kleinhirn ausgehen. Mit sei-

20   In der Medizin wird der Tod des Menschen immer noch mit seinem Hirntod gleichgesetzt.

21   Für weitere Details ist Roth, 2003, sehr empfehlenswert.

nen diversen Bereichen reguliert es einerseits die Vitalfunktionen wie beispielsweise Schlafen und Wachen, die Atmung, den Stoffwechsel und die Körpertemperatur und ist andererseits für die Weiterleitung von Informationen - in beide Richtungen - zuständig, die zwischen Großhirn und Rückenmark sowie Kleinhirn ablaufen.

Der Hirnstamm besitzt für das Leben an sich die größte Bedeutung, und eine Schädigung führt schnell zum Tode.

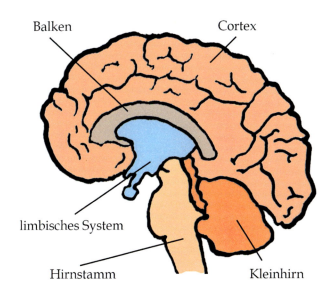

Balken

Cortex

limbisches System

Hirnstamm

Kleinhirn

Abb. 2: Querschnitt durch das Gehirn des Menschen. Zu sehen ist die rechte Hirnhälfte mit ihren vier Funktionsbereichen, die wie ein Team die Gesamtsteuerung des Organismus übernehmen: Hirnstamm (Stammhirn), Kleinhirn, limbisches System und die Großhirnrinde (Cortex). Auf dieser Hirnschnittebene ist auch der Balken gut erkennbar, der die beiden Hirnhälften der Großhirnrinde miteinander verbindet.

Das Kleinhirn

Das Kleinhirn - es ist paarig angelegt - ist im Vergleich zum Großhirn kleiner, enthält jedoch genau so viele Neuronen, wie die beiden Hirnhälften des Großhirns zusammen. Es ist u.a. ein Kontrollzentrum für willkürliche und unwillkürliche Bewegungsabläufe, das diesbezüglich umfangreiche Verbindungen mit Großhirn und Rückenmark besitzt. Es berechnet beispielsweise die Abfolge der Muskelkontraktionen, die notwendig sind, um die Bewegungsziele zu erreichen und das Gleichgewicht zu halten.

Wesentlich ist, dass jedes Kleinhirn die Steuerung der gleichen Körperseite assoziiert: Die Ausnahme besteht beim Hören und Sehen, da hierfür beide Seiten beteiligt sind.

Die Großhirnrinde

Das Großhirn besteht aus zwei Hälften, den Hemisphären, die über den sogenannten Balken[22] miteinander verbunden sind. Im Gegensatz zum Kleinhirn ist die rechte Hemisphäre für die linke Körperseite und die linke für die rechte Seite zuständig. Alles, was zu erlernen ist, was an Fähigkeiten, Fertigkeiten und Wissen im Verlauf des Lebens erworben wird, muss auf der Großhirnrinde abgespeichert werden, um es zu nutzen: Diese Vernetzung bezeichnet man als Repräsentation.

22   Der Balken (Corpus Callosum) ist die große Kommissur im Großhirn, die aus Axonen besteht und die Rinde der beiden Hirnhälften miteinander verbindet. Ein Axon ist auf die Leitung von Nervenimpulsen spezialisiert.

Die einzelnen ›Areale‹ auf der Großhirnrinde sind in ihrer ›Zuständigkeit‹ für bestimmte Inhalte vorbereitet, die sich in ihrer Repräsentation auf beiden Hemisphären befinden, in ihren speziellen Funktionen jedoch eine der Hemisphären bevorzugen. So finden sich beispielsweise die Hirnareale, die für die Raumorientierung genutzt werden - bei ›Rechtshändigkeit‹[23] - auf der rechten Hemisphäre, während sich die ›Abstraktionsfähigkeit‹ auf der linken befindet.[24] Die Repräsentationen sämtlicher Sinneswahrnehmungen sowie die für die Bewegungsabläufe, entstehen hingegen auf beiden Hemisphären. Im sogenannten motorischen und sensorischen Cortex wird jeder ›Ort‹ des Körpers durch neuronale Verbindungen mit der Hirnrinde vernetzt [Abb. 3]. Auf der Abbildung ist gut zu erkennen, dass einzelne Körperteile für ihre Repräsentation viel Raum beanspruchen - andere deutlich weniger: Im Mundbereich gibt es wesentlich mehr Nervenverbindungen auf einer definierten Flächeneinheit, als auf dem relativ unsensiblen Rücken. Diese Unterschiede werden mit der Figur des Homunculus[25], in dem die Proportionen der Repräsentationen auf einen Körper übertragen sind, dargestellt [Abb. 4].

23   Bei ›Linkshändigkeit‹ ist die Zuständigkeit der Hemisphären entsprechend ›getauscht‹.

24   Während sich die rechte Hemisphäre bereits in der pränatalen Phase spezialisiert, beginnen die der linken Hemisphäre erst im Alter von circa drei Jahren. Weitere Informationen hierzu werden im Kontext ›Lernen‹ in Band 2 thematisiert.

25   Mit der Figur des Homunculus [lat. = Menschlein] werden unterschiedliche Repräsentationen auf dem Cortex in ihrer funktionellen Architektonik dargestellt und ermöglichen so eine bildhafte Vorstellung ihres Größenverhältnisses zueinander. Homunculi gibt es beispielsweise für die diversen Sinnesorgane, die Muskeln, die Gelenke und die Sehnen.

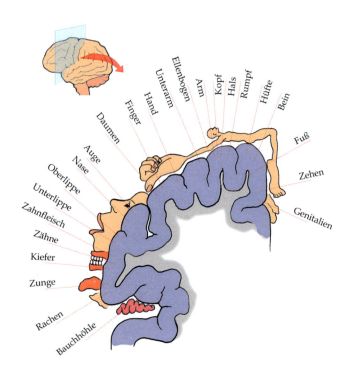

Abb. 3: Die Repräsentation der menschlichen Körperregionen auf dem primären somatosensorischen Cortex. Oben links in der Illustration befindet sich eine Abbildung des Gehirns (von links) und zeigt den Ort an, der dann als Somatotopie[1] betrachtet wird. Sie zeigt die Abbildung der Körperregionen auf dem »primären-somatosensorischen Cortex (SSC), der parallel zum motorischen Cortex (MC) hinter der Zentralfurche der Großhirnrinde verläuft, [...] wobei etwa zwei Drittel des SSC von Zunge, Gesicht und Hand beansprucht werden, weil sich dort die größte Anzahl von Sinneszellen befindet« (Frings & Müller, S. 271). Jeder ›Ort‹ des Körpers befindet sich also als sogenannte ›Repräsentation‹ sowohl auf dem motorischen als auch auf dem sensorischen Cortex. (Illustration überarbeitet nach Bear et al., S. 445.)

---

1   Eine Somatotopie (abgeleitet von soma = Körper und topos = Ort, Stelle, Raum) ist eine geordnete Abbildung von definierten Orten der Körperoberfläche auf bestimmten Hirnstrukturen.

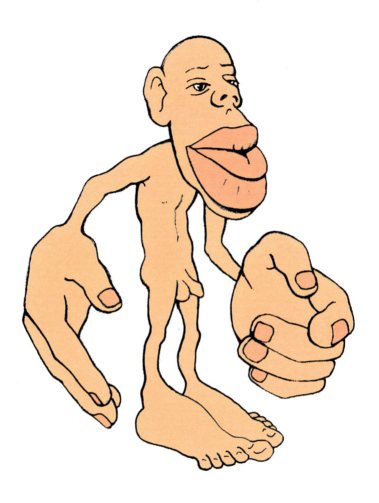

Abb. 4: Homunculus. So wie für die somatosensorische Repräsentation des Körpers, auf dem Cortes als Homunculus [lat. Menschlein) abgebildet, werden entsprechende Darstellungen »für die verschiedenen Sinnesorgane der Haut und des Tastens, [...] für die Muskeln, die Gelenke und die Sehnen« (Roth, 2003, S, 41) ebenfalls als Homunculi gezeigt. Die Proportionen des ›Menschleins‹ ergeben sich aus der jeweiligen Größe der Repräsentation auf dem Cortex als Ausdruck ihrer funktionellen Architektonik, die von Penfield und Rasmussen 1952 beschrieben wurde. (Illustration überarbeitet nach Bear et al., S. 445.)

Je mehr Raum die Repräsentationen auf der Hirnrinde einnehmen, desto intensiver und dichter sind die Wahrnehmungen für Positives oder Negatives zu registrieren, und desto differenzierter können die resultierenden Fähigkeiten und Fertigkeiten gesteuert werden [Abb. 3 und 4].

Hierbei gilt jedoch das Prinzip der Nutzung: ›Use it or lose it‹. Bereiche, die häufig genutzt werden, wachsen und stabilisieren sich, die ungenutzten werden ›zurückgebaut‹.
Die Repräsentation der Hand wird beispielsweise auf der ihr zugehörigen Hemisphäre vernetzt: Je häufiger sie bei Handlungen eingesetzt wird, desto mehr Raum nimmt sie auf der Hemisphäre ein. Das bedeutet, dass jede Hand separat vernetzt wird, um dann - durch die Bildung eines neuronalen ›Netzwerkes‹ - im Zusammenspiel beider Hemisphären beidhändig zu ›funktionieren‹.[26]

Die erforderlichen neuronalen Vernetzungen zwischen dem Gehirn und den Sinnesorganen sowie den Körperteilen sind Verbindungen über Nervenfasern, um die sich Myelinschichten[27] bilden, wenn sie für Aktivitäten genutzt werden.

26 Viele Menschen präferieren eine Hand, die andere hat dann weniger zu leisten und ist weniger geübt. Beim Spielen eines Musikinstrumentes ist jede zwar für unterschiedliche Aufgaben spezialisiert, doch beide werden mit gleicher Intensität genutzt.

27 Myelin ist eine Umhüllung der Nervenfasern - eine elektrische Isolierung - und dient dazu, die Weiterleitung von Nervenimpulsen zu beschleunigen. Die sogenannte Myelinscheide besteht aus vielen Membranschichten, die über ihre gesamte Länge immer wieder Lücken aufweist, »an denen Ionen die Membran durchqueren und die Aktionspotenziale auslösen« (Bear et al., S. 105).

Während Nervenfasern, ohne von diesen Myelinschichten umgeben zu sein, Aktionspotenziale[28] mit 3-Metern-pro-Sekunde weiterleiten, steigert sich deren Geschwindigkeit auf über 110-Metern-pro-Sekunde bei wachsender Isolierung durch das Myelin. Dieses Wachstum der Myelinscheiden entsteht einzig durch die Nutzung der Nervenverbindungen: Je öfter diese genutzt werden, desto leistungsfähiger und schneller werden sie.

Über die grundsätzliche Arbeitsweise des Gehirns - ›fire together, wire together‹ - entstehen Vernetzungen, bei denen zugleich auch die einzelnen Areale allmählich komplexer miteinander verknüpft werden: Neuronale Strukturen, die sich gegenseitig anregen, bilden dabei Netzwerke, und es entstehen sogenannte Muster, denen das Gehirn bei der Lösung seiner Aufgaben den Vorzug gibt. So benötigt es bei durch Wiederholung, Festigung und Musterbildung entstandenen Routinen weniger Energie und arbeitet auf diese Art und Weise ökonomischer, effizienter.

Die Areale selbst unterliegen bei ihrer Vernetzung einer bestimmten Reihenfolge, die für die menschlichen Entwicklungsprozesse evolutionsbiologisch vorgegeben ist [Abb. 6].

»Zum Zeitpunkt der Geburt sind die primären sensorischen und motorischen Areale im Gehirn myelinisiert«[29] - für Tasten, Fühlen und Bewegungsabläufe - sowie für diejenigen

28   »Das Aktionspotenzial ist das wichtigste Mittel des Nervensystems für schnelle [elektronische] Reizfortleitung« (Roth, 2010, S. 65). Für weitere detaillierte Informationen vgl. Roth, 2010, S. 65-68.
29   Spitzer, 2007, S. 231.

Hirnrindenbereiche, die für die primäre Verarbeitung von Sehen, Hören und Artikulieren benötigt werden (in Abb. 5 mit ›anthrazit‹ gekennzeichnet).

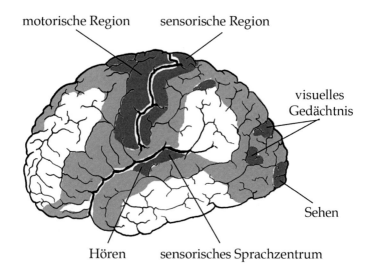

Abb. 5: Reihenfolge der Myelinisierung der Faserverbindungen cortikaler Areale (nach Flechsig 1920). Die hier von weiß über hellgrau bis anthrazit gekennzeichneten Großhirnareale zeigen die Reihenfolge der Myelinisierung der Faserverbindungen auf dem Cortex an. Während die dunklen Areale bereits vorgeburtlich myelinisieren und sich in den ersten Jahren stabilisieren, beginnen die hellgrauen ungefähr mit drei Jahren und die ersten weißen mit 5,5-6 Jahren, wobei die letzten weißen Areale im präfrontalen Cortex (vorne) dann mit 20-21 Jahren beginnen und ihre volle Funktionsfähigkeit mit Mitte Zwanzig erreichen. (Abb. modifiziert nach Spitzer, 2007, S. 232.)

Erst viel später - beginnend mit circa drei Jahren - werden sie durch sekundäre Areale ergänzt (›hellgrau‹ markiert), die im Wesentlichen vertiefende Fähigkeiten des bis dahin Vernetzten bewirken.

Hierzu zählt u.a. das ›motorische Sprachzentrum‹: Mit Beginn der Myelinisierung des motorischen Sprachzentrums ist beispielsweise eine gravierende Veränderung sowohl des Sprachverständnisses als auch der Artikulationsfähigkeit des Kindes zu beobachten. Die Verarbeitungsprozesse verlaufen jetzt schneller, und sie sind komplexer vernetzt als zuvor.

Die weißen Areale sind mehreren Entwicklungszyklen zugeordnet. Beginnend mit 5,5-6,0 Jahren, im Übergang zum Schulanfang, myelinisieren Areale auf dem Cortex, die jetzt eine deutliche Erweiterung des bisher Repräsentierten bedeuten. Der Anfang der Verbindungen zu den höheren cortikalen Bereichen entsteht dann mit der Pubertät und besonders durch Myelinisierung des ›orbitofrontalen Cortex‹, beginnend mit circa 16 Jahren. Seine Ausreifung ist erst im Erwachsenenalter abgeschlossen. Der ›präfrontale Cortex‹ ist der letzte Bereich in der neuronalen Vernetzung des Großhirns: Seine Ausreifung beginnt mit circa 20-21 Jahren. In einem Alter von ungefähr 25-28 Jahren sind dann - je nach Verlauf der Entwicklungszyklen - alle Areale funktionell mit dem Rest des Gehirns verbunden.

»Dies drückt sich neurobiologisch darin aus, dass der cinguläre, präfrontale und insbesondere orbitofrontale Cortex eine gewisse zügelnde Macht über den Hypothalamus, die Amygdala und das mesolimbische System gewinnen. So werden wir in begrenzter Weise fähig, unser Temperament und unsere Emotionen zu zügeln«[30] [▶ Box 4].

30   Roth, 2003, S. 150.

Box 4: Erläuterung zu Arealen auf dem Cortex

→ Der cinguläre Cortex ist ein »Übergangsbereich, der sich wie ein Gürtel, lateinisch Cingulum, um die tief im Innern des Gehirns liegenden Zentren legt. [...] Er geht über in [Bereiche der] Hirnrinde, die den Hippocampus umgibt« (Roth, 2003, S. 22).

→ Das mesolimbische System erzeugt - zunächst unbewusst - Lustempfindungen durch hirneigene ›Belohnungsstoffe‹, mit dem sich das Gehirn selbst belohnt, wenn etwas ›passiert‹ ist, was einen positiven Zustand erzeugt. »Diese Stoffe werden im Gehirn verteilt und gelangen auch in die Großhirnrinde. Wir fühlen uns dann je nach Menge und Art der produzierten Substanzen zufrieden, glücklich, euphorisch oder ekstatisch. [Mit der] Folge, dass wir das zu wiederholen oder wiederzuerlangen trachten, was diesen positiven Zustand herbeiführte« (ebd., S. 146).

→ Der orbitofrontale - und der cinguläre - Cortex sind Teile des limbischen Systems, deren »Areale mit Verhaltensüberwachung, Fehlerkorrektur und Impulskontrolle beschäftigt [sind], also mit all dem, was [...] auf unmittelbare Bedürfnisbefriedigung ausgerichtetes Verhalten zügeln und in sozial verträgliche Bahnen lenken soll. Diese beiden Instanzen lernen [...] durch Berücksichtigung der mittel- und längerfristigen Konsequenzen [individuellen] Handelns« (ebd., S. 149).

→ Der präfrontale Cortex hat sich in der Evolution wohl als letzte Hirnregion entwickelt und ist auch die letzte, die in ihrer Struktur erst mit circa 20 Jahren - oder auch später - mit ihrer Ausreifung beginnt. Diese Region ist zuständig für die Selbst- und Emotionskontrolle, für Selbstdisziplin und Empathie sowie für vorausschauendes Denken, Planen und Handeln.

Das Gehirn entwickelt seine Funktionsfähigkeit[31] somit in aufeinander aufbauenden Zyklen: Es kann zunächst nur einfache Strukturen verarbeiten. In jedem folgenden Entwicklungsabschnitt »kommen im nächsten Schritt etwas kompliziertere Strukturen ›oben drauf‹, [...] Schritt für Schritt, bis [der Mensch] ausgehend vom Einfachen hin zum Komplizierten einen insgesamt komplexen Stoff«[32] beherrschen kann.

Beispielsweise ist der Bewegungsablauf beim Gehen von den Proportionen des Körpers sowie der Repräsentation der Körperteile auf dem motorischen und sensorischen Cortex abhängig. Im Verlauf der ersten Lebensjahre verändert sich das Rückgrad von der ›gebogenen‹ Embryonalhaltung über das relativ kurze und gerade - das den schweren Kopf zu balancieren hat - bis zur ›Doppel-S-Form‹ für den proportionierten Körperbau. Dabei verändert sich gleichzeitig immer wieder die Position des Beckens zum Rückgrad mit der sich daraus ergebenden Beinstellung.[33]

Findet das Gehenlernen zu Beginn noch mit der Kraft des Oberkörpers und der Arme statt, so ist das Kind mit circa 3,5 Jahren ›Auf-seinen-Füßen-angekommen‹ und kann die Arme hängen lassen. Erst mit 6-7 Jahren sind seine Körperproportionen mit denen des Erwachsenen vergleichbar: Sofern die

---

31 Da das Gehirn sowohl seine eigenen Prozesse sowie die des Körpers steuert, ist mit jedem Entwicklungsschritt auf der Großhirnrinde immer auch eine Entwicklung des Körpers verbunden. Bei kleinen Kindern ist nach einer sogenannten Kinderkrankheit zu beobachten, dass entweder der Körper oder die Kognition einen deutlichen ›Sprung‹ gemacht haben.

32 Spitzer, 2007, S. 232.

33 Für weitere Informationen siehe Baumann S. 43 und 61 ff.

aufeinander aufbauenden Entwicklungsprozesse störungsfrei ablaufen konnten, verändert sich das ›Gangbild‹, die Füße werden abgerollt, die Arme schwingen beim Gehen.

Neben der Repräsentation für die Motorik und Somatosensorik für alle willkürlichen Bewegungsabläufe und sensorischen Wahrnehmungen des Körpergeschehens, sind ebenfalls sämtliche Kognitionen auf der Hirnrinde zu repräsentieren.

Bei den heute vermuteten sechs Ebenen vieler Areale entsteht - je tiefer desto mehr - ein zunehmender Automatismus, der unbewusst abgerufen wird und zu ›blitzschnellen‹ Reaktionen befähigt: Die tieferen ›unteren‹ Schichten speichern das Gelernte und entlasten das Gehirn vom ›Darüber-Nachdenken‹ und ›Entscheiden-Müssen‹.

Sowohl die erste als auch die zweite Ebene der Hirnrinde sind für den Einfluss der Reize beim Lernen - bewusst wie unbewusst - offen: Durch das Tun mit seinen unendlichen Wiederholungen automatisieren sich die Abläufe - die Vernetzung auf der Großhirnrinde vertieft sich allmählich in darunterliegende Ebenen. Das bedeutet gleichzeitig, dass die darunter liegenden Schichten dem ›Willen‹ bei der Nutzung des Gelernten weitestgehend entzogen sind.[34]

---

34   Als Beispiel hierfür mag das Schalten beim Autofahren dienen: Wer den Vorgang über lange Zeit automatisiert hat, erlebt, wenn er beim Schalten darüber nachdenkt wie es geht, dass der Automatismus gestört ist und das Getriebe ›kracht‹. Sobald ein Vorgang automatisiert ist, verläuft er unbewusst und jedes ›Darüber-Nachdenken-wie-es-geht‹, stört den Ablauf.

Das limbische System[35]

Ein wesentlicher Bereich im Gehirn, der eine zentrale Rolle bei jeglichem Denken, Fühlen und Handeln einnimmt, ist das sogenannte ›limbische System‹ - eine Zusammenfassung funktionell eng verknüpfter Kerne und Rindenbezirke, deren anatomische Strukturen den Hirnstamm umgeben.[36] In welchen Kombinationen sie in ihrem Wechselspiel untereinander stehen oder ob sie auch singuläre Funktionen haben, ist wissenschaftlich weiter zu klären: Einigkeit besteht darüber, dass sie anscheinend »beim Entstehen von Emotionen eine Rolle«[37] spielen. Neben der Regulation von Emotionen[38] sind sie darüber hinaus wohl im Wesentlichen für die resultierende Motivation und Aufmerksamkeit der Säugetiere - und da-

35 Als ›limbisches System‹ (lat. limbus = Streifen, Gürtel, Saum) wird eine Gruppe unterschiedlicher Strukturen des Vorderhirns bezeichnet. Der Begriff ›System‹ bezeichnet in der neurowissenschaftlichen Terminologie die Bestandteile einer klar definierten Leitungsbahn, auf der sensorische Informationen über anatomisch verschiedene Bahnen zum Cortex weitergeleitet werden.

36 Das limbische System fasst die phylogenetisch alten Anteile der Endhirnhemisphären zusammen, die den elementaren Lebensvorgängen, »der Selbsterhaltung und der Arterhaltung dienen und stets von Lust- oder *Unlustgefühlen* begleitet sind« (Kahle & Frotscher, S. 350).

37 Bear et al., S. 641. Der Begriff ›limbisches System‹ an sich ist strittig, wenn auch weiterhin gebräuchlich, da sich u.a. die Frage stellt, »ob es überhaupt sinnvoll ist, ein einzelnes, separates System der Emotionsverarbeitung zu definieren« (ebd., S. 641) und welche Bereiche dazugehören.

38 Die Erforschung der neuronalen Grundlagen von ›Emotion und Stimmung‹ findet im relativ neuen Fachgebiet ›Affektive Neurowissenschaften‹ statt (ebd., S. 632).

mit auch der Menschen - zuständig.

Das affektive[39] System entstand bei der Entwicklung der Säugetiere: Es sind letzlich einzelne - als Begriff zusammengefasste - Areale, die für bestimmte organische Funktionen in wechselnden Kombinationen zusammenzuarbeiten scheinen (► Box 5]. Es reguliert neben den Emotionen, den sogenannten Antrieb und die Motivation sowie das Lernen und die Gedächtnisbildung: Es steuert so das Überleben durch die unmittelbare Umsetzung der sogenannten ›4-F‹ - feed, fight, flight und Fortpflanzung[40] - im Kontext individueller Vernetzungen. Gegenwärtig werden beim Menschen sieben ›Primäraffekte‹ unterschieden: Freude, Verzweiflung, Wut, Furcht, Ekel, Überraschung und Interesse. Zu unterscheiden ist dabei »zwischen emotionalem *Erleben* und dem *Ausdruck* von Emotionen.«[41]

Ein emotionaler ›Ausdruck‹ zeigt sich in Mimik, Gestik und Körperhaltung und ist bereits bei einem Säugling deutlich erkennbar, wenn er beispielsweise gefüttert wird.[42] Emotionales ›Erleben‹ hingegen erfordert eine Verknüpfung des organisch Wahrgenommenen mit der Großhirnrinde, und wird

---

39   ›Affekt‹, von (lat.): affectus: Stimmung, Leidenschaft, Begierde. Ein intensives Gefühl, oft von körperlichen Ausdrucksformen begleitet, das plötzlich kurzzeitig auftreten und ebenso plötzlich wieder verschwinden kann.

40   Essen, Kämpfen, Flüchten, Fortpflanzung sind erforderlich für die Erhaltung der Art. Wer diese ›4 F‹ in der Evolution befolgt hat, zählt zu unseren Vorfahren!

41   Bear et al., S. 632.

42   Sofern der Säugling hungrig ist, wird er süße Speisen bereitwillig essen. Sind in der Nahrung hingegen Bitterstoffe, verzieht er sein Gesicht und wird sie voraussichtlich ausspucken.

Box 5: *Überleben durch Emotionen*

1878 behauptet der französische Neurologe Paul Broca, dass sich bei allen Säugetieren »eine Gruppe von Cortexarealen [...] vom restlichen Cortex klar unterscheide. [Er bezeichnete sie] als Lobus limbicus, da sie einen saumartig (limbisch) angeordneten Ring um den Hirnstamm bilden. [...] Später wurde der Begriff limbisch und die Strukturen in Brocas Lobus limbicus eng mit Emotionen assoziiert« (Bear et al., S. 637-638). In der Folge werden unterschiedliche Emotionstheorien entwickelt wie die ›James-Lange-Theorie‹ und die ›Cannon-Bard-Theorie‹, über deren Untersuchungsmethoden und Interpretationen Bear et al. (S. 633-637) einen Einblick geben. Der international anerkannte Neurowissenschaftler Antonio Damasio knüpft mit seiner Forschung über Emotionen und Gefühlen an Thesen des Philosophen Spinoza an, die dieser als Erster bereits im 16. Jahrhundert geäußert hat. Spinoza[1] interessiert sich für »das Wesen von Emotionen und Gefühlen und die Beziehung zwischen Geist und Körper« (Damasio, 2003, S. 20). Er geht davon aus, dass der physische und der psychische Zustand des Menschen eine Einheit bilden und einander entsprechen. Sie sind als ›psychophysiologischer Parallelismus‹ seiner Lehre zu verstehen.[2] »Laut Spinoza streben Organismen natürlich und notwendig danach, ihre Existenz fortzusetzen: [...] Organismen kommen mit der Fähigkeit auf die Welt, ihr Leben zu steuern und auf diese Weise ihr Überleben zu sichern.

1   Baruch (auch: Bento und Benedictus) de Spinoza, *1632 in Amsterdam , † 25. Februar 1677 in Den Haag.

2   Seine Lehre unterscheidet sich hierin deutlich von der Descartes', der von einer psychophysiologischen Wechselwirkung ausgeht und seine ›Affekttheorie‹ aufstellt.

Ebenso natürlich ist das Bemühen von Lebewesen, eine ›größere Vollkommenheit‹ ihrer Funktionsfähigkeit zu erreichen, einen Zustand, den Spinoza mit Freude gleichsetzt. Alle diese Bestrebungen und Tendenzen geschehen unbewusst« (ebd., S. 22).

Bei Spinoza ist das Streben nach Selbsterhaltung tendenziell eine Selbststeigerung, doch da diese durch Äußeres gefährdet ist, ergibt sich, dass diesem Streben des Individuums sowohl eine Mehrung als auch eine Minderung der eigenen Handlungsmacht folgen kann. Aus diesem Streben und der damit verbundenen Form des Betroffenseins, leitet er das Gefüge der den Menschen bestimmenden Affekte her. Er schreibt: »Unter Affekt verstehe ich Affektionen des Körpers, von denen die Wirkungsmacht des Körpers vermehrt oder vermindert, gefördert oder gehemmt wird, und zugleich die Ideen dieser Affektionen« (Spinoza, Ethik, Teil 3, 3. Definition).
Hierzu zählen für ihn die Begierde (cupiditas), die Freude (laetitia) und die Trauer (tristitia). Aus diesen drei ›Kardinalaffekten‹ werden alle anderen abgeleitet. Spinoza ist davon überzeugt, dass »ein Affekt [...] nicht anders gehemmt oder aufgehoben werden [kann] als durch einen Affekt, der dem zu hemmenden Affekt entgegengesetzt ist und der stärker ist als dieser« (ebd., Teil IV, Lehrsatz 7).

Damasio unterscheidet heute drei Stufen, zwischen denen die Grenzen ›durchlässig‹ sind: Hintergrundemotionen, primäre Emotionen und soziale Emotionen.
Hintergrundemotionen zeigen sich für ihn bereits durch »winzige Anzeichen von Unbehagen oder Aufregung, von Gereiztheit oder Ruhe« (Damasio, S. 56), an der Art der Bewegung und der Mimik sowie an der

Sprachmelodie und der Auswahl der Worte. Diese Emotionen sind von der sogenannten ›Stimmung‹ zu unterscheiden, die über einen längeren Zeitraum - von Stunden bis zu mehreren Tagen oder gar Wochen - mit einer bestimmten Emotion andauert.

Primäre Emotionen sind die traditionell als Emotion bezeichneten: »Am häufigsten werden Furcht, Wut, Ekel, Überraschung, Traurigkeit und Glück genannt. [Sie] lassen sich an Menschen aller Kulturen und sogar an Tieren beobachten« (ebd., S. 57).

»Zu den sozialen Emotionen gehören Mitgefühl, Verlegenheit, Scham, Schuldgefühle, Stolz, Eifersucht, Neid, Dankbarkeit, Bewunderung, Entrüstung und Verachtung« (ebd., S. 58).

Die Emotionen aller drei Stufen sind miteinander ›verschachtelt‹, und so schließen soziale Emotionen auch die der primären und der Hintergrundemotionen in ihren Reaktionen mit ein. Selbst bei Tieren sind soziale Emotionen zu beobachten, ohne dass sie ihnen beigebracht werden müssen:

Das bedeutet, dass Emotionen »zu den vielen weitgehend angeborenen und automatischen Mechanismen der Lebenssteuerung« (Ebd., S. 59). gehören. Zumindest ist die Anlage für das emotionale Verhalten genetisch vorgegeben, das dann ergänzend noch durch Imitation einzuüben und zu ›lernen‹ ist. Untersuchungen zeigen für die zu erlernenden Emotionen, dass eine einmalige Situation bei Tierjungen ausreicht, bei der sie beispielsweise die ›Furcht‹ ihrer Mutter sehen, um die Furcht in ihrem limbischen System zu aktivieren. Kleine Kinder steuern ihr Verhalten im Wesentlichen über ihre Emotionen: Erst mit der zunehmenden Vernetzung auf der Großhirnrinde (ab dem dritten Lebensjahr), können sie durch Bewusstes ergänzt werden.

damit zu einem individuellen Gefühl, das erlernt wird.[43]

Im Sprachgebrauch wird zwar der Begriff der Emotion mit dem des Gefühls gleichgesetzt - doch sie sind voneinander zu unterscheiden: Während emotionale Reaktionen des Organismus das Ergebnis komplexer unbewusster Interaktionen sind, deren Auslösespektrum vom Cortex bis zum Vegetativum reicht, sind Gefühle das Erleben eines individuell als positiv oder negativ bewerteten Zustandes, den es anzustreben, zu erhalten oder zu vermeiden gilt.

Gefühlsinhalte haben »immer mit dem Körper des Lebewesens zu tun, in dem sie auftauchen. [Sie] spiegeln das Innere des Organismus - den Zustand der inneren Organe und inneren Abläufe - wider. [Diese Wiedergabe des Inneren übersetzt und bewertet mit mentalen Begriffen] den Lebenszustand unmittelbar von Augenblick zu Augenblick.«[44] Die »Abstufungen von Wohbefinden und Unwohlsein sind Hinweiszeichen«[45] dafür, ob sich die Homöostase[46] in einem für den Organismus leistungsfähigen Zustand befindet.

43   »Gefühle sind mentale Erlebnisse, und sie sind definitionsgemäß bewusst - wären sie es nicht, hätten wir keine unmittelbare Kenntnis von ihnen« (Damasio, 2017, S. 120).

44   Ebd., S. 120.

45   Ebd., S. 59.

46   Der »als **Homöostase** bezeichnete Regulationsprozess sichert im Körper die Aufrechterhaltung eines bestimmten inneren Milieus innerhalb enger physiologischer Grenzwerte« (Bear et al., S. 540). Damasio fasst den Begriff der Homöostase weiter: Mit dem mentalen Erleben eines Gefühls kann für ihn »ein bewusster, von Absicht gesteuerter Geist [...] sowohl in die automatischen Regulationsmechanismen eingreifen als auch neue Formen der Lebensregulation schaffen« (Damasio, S. 59).

Wahrgenommen werden die Gefühle bevorzugt in bestimmten Körperregionen wie Kopf, Brustkorb und Bauch. Besonders Kinder nehmen Unwohlsein über den Bauch wahr - unabhängig vom Ort der Ursache: Sie haben Bauchweh!

Mit fortschreitender Entwicklung der Repräsentationen auf der Großhirnrinde kann ein Gefühl differenzierter wahrgenommen werden, sofern Gefühle an sich gelernt wurden: Kulturelle Unterschiede zeigen deutlich, dass ihre Wahrnehmung der Lernprozesse bedarf und kulturell geprägt wird.[47]

Zu den im Kontext zu Wachen und Schlafen relevanten Bereichen des limbischen Systems [Abb. 6], seien hier die Amygdala, das olfaktorische System, der Thalamus und der Hippocampus, genannt, die - über das evolutionäres Erbe hinaus - durch eigene Erfahrungen individuell gewichtet sind: Sie sind im begrenzten Maße im Lebensverlauf durch ›Lernen‹ zu beeinflussen!

Die Amygdala

Die Amygdala spielt eine wichtige Rolle bei der emotionalen Bewertung, dem (Wieder-) Erkennen von Situationen sowie der Analyse von Gefahren: Sie wird von Vorgängen dominiert, die lebenserhaltend sind. Sie gehört als Grundausstattung zum Säugetiergehirn und ist schwer oder nur bedingt zu

---

47 Beispielsweise wird das Schmerzempfinden in den ersten zehn Lebensjahren erlernt, wobei der Umgang mit dem Gefühl von Schmerz kulturell geprägt ist: ›Ein-Junge-weint-nicht!‹ oder ›Ein-Indianer-kennt-keinen-Schmerz‹ sind in der deutschen Gesellschaft als Redensart bekannt und als Appell zu hören.

kontrollieren. »Dies gilt für die damit verbundenen körperlichen Bedürfniszustände wie Hunger, Durst, Müdigkeit und Schmerz und für *affektive* Zustände wie Aggressivität, Lust,

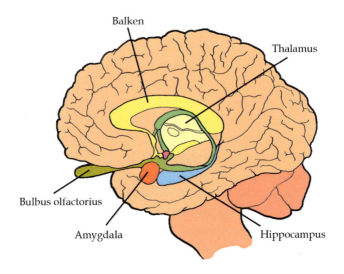

Abb. 6: Die Lage von Thalamus, Hippocampus, Riechorgan (Bulbus olfactorius) und Amygdala im limbischen System. Anatomische Strukturen, die den Hirnstamm umgeben und bei der Entstehung und Regulation von Emotionen eine Rolle spielen, werden als limbisches System bezeichnet.
Erkennbar ist die Amygdala, deren Name sich aufgrund ihres mandelförmigen Aussehens vom griechischen Wort für ›Mandel‹ ableitet. Der Name Hippocampus ist ebenfalls aus dem Griechischen abgeleitet und bedeutet ›Seepferdchen‹. Er ist mit der sogenannten Riechrinde verbunden, die eine Fortsetzung des Riechkolbens, des bulbus olfactorius, ist. Der Thalamus ist mit dem griechischen Wort für ›Kammer‹ bezeichnet und fungiert als ›Tor zur Großhirnrinde‹: Sämtliche sensorische Informationen auf dem Weg zum Cortex werden hier gefiltert - nur ein geringer, evolutionär und individuell gewichteter Teil der Reize wird weitergeleitet, die anderen werden verworfen. Die Verknüpfung der Kommunikation zwischen der linken und der rechten Gehirnhälfte erfolgt über den Balken. (Abb. überarbeitet und modifiziert nach Bear et al., S. 234-235).

Wut, Ärger, sexuelles Begehren, Territorialität und auch Schmerzempfindung. Diese haben ihre standardisierten Auslösesituationen und sind fest mit bestimmten Verhaltensweisen und stereotypen Lautäußerungen verbunden.«[48] In der Amygdala sind neben den wesentlichen Gefahren aus der Evolution sowohl eigene traumatische als auch - besonders herausragende - positive Erlebnisse gespeichert. »Sie können sich in Abhängigkeit von [...] gemachten Erfahrungen mit allen erdenklichen Objekten und Situationen verbinden [und werden zur] *emotionalen Konditionierung.*«[49]

Ein besonders herausragendes Ereignis, sogar eines aus der frühen Kindheit, bleibt - wenn auch durchaus ohne Bewusstsein - der Amygdala in Erinnerung, und sie wird bei einer assoziativ ähnlichen Situation wieder lebendig: Selbst wenn dieses für den ›aktuellen‹ Alltag eigentlich ohne Bedeutung oder gar hinderlich ist, wird eine organismische Reaktion aufgrund des sogenannten instinktiven Reflexes oder gelernter ›Verhaltensmuster‹ ausgelöst, die als physiologische Voraussetzung im ursprünglichen Kontext für die sogenannten ›4-F‹ notwendig war.[50]

48   Roth, 2003, S. 146 (kursiv im Original).

49   Ebd., S. 147 (kursiv im Original).

50   Diese Gefahren aus der evolutionär bedingten Vergangenheit des Menschen sind das genetische und ›epigenetische‹ Erbe der eigenen Vorfahren: So kommt es dazu, dass sich bestimmte Verhaltensformen entwickelt haben, mit bestimmten Bedrohungen umzugehen oder auch ›vorteilhafte‹ Bedingungen zu nutzen. Als Epigenetik [epi (griech.) = über: über der Genetik liegend.] wird die Veränderung der genetischen Grundlagen bezeichnet, die aufgrund individueller Erfahrungen die Funktionen der eigenen Gene beeinflussen: ob diese vererbt werden können oder ob es sich um eine ›Pränatale Prägung‹ handelt, ist noch strittig

Das olfaktorischen System

»Das Riechen [ist] der wichtigste Sinn für die Orientierung in der Umwelt und im sozialen Umfeld. Gerüche zu erkennen und zu beurteilen, ist lebenswichtig.«[51] Ein Geruch kann ein ›Kaleidoskop‹ von Erinnerungsbildern und -gefühlen assoziieren. Er kann individuelle angenehme Empfindungen[52] auslösen oder als mehr oder weniger heftiges Warnsignal dazu dienen, vorsichtig zu sein. Im Positiven wie im Negativen ist die Amygdala hieran mit ihren verhaltenssteuernden organismischen Reaktionen beteiligt. »Im Riechgedächtnis werden Geruchserlebnisse und deren Bedeutung langfristig gespeichert. [Eine besondere Rolle spielen dabei die Pheromone[53]], die eng mit Emotionen und Befindlichkeiten verwoben sind.«[54]

Die Geruchsinformation gelangt durch den sogenannten ›Riechkolben‹ direkt zu den Strukturen des limbischen Sys-

51 Frings & Müller, S. 102.

52 So werden auch bestimmte Aromen - wie beispielsweise Vanillin - Nahrungsmitteln zugesetzt, um eine Bindung an das Produkt zu initiieren. Bekannt ist auch die sogenannte Aromatherapie, um über den Geruch Assoziationen hervorzurufen, die dann entweder therapeutisch zur Reflexion oder zur Stimmulierung positiver Gefühle eingesetzt werden können.

53 »Pheromone sind Signalstoffe, die der Kommunikation zwischen Individuen der gleichen Art dienen. [...] Sie lösen [bei Tieren] stereotype Verhaltensweisen aus. Das Pheromonsystem arbeitet deshalb im Dienst der Arterhaltung« (Frings & Müller, S. 102). Der Mensch produziert mehr eigenen Körpergeruch als andere Säugetiere und »vielleicht hat unser Geruchssystem - [bei seiner Analyse] - einen Teil der zwischenmenschlichen Kommunikation übernommen« (ebd., 119).

54 Ebd., S. 102.

tems: Zuerst zur Amygdala, für die emotionale Bewertung und darüber hinaus für das Riechgedächtnis, das zusammen mit dem Hippocampus eine Überführung in das Langzeitgedächtnis ermöglicht, so dass noch Jahrzehnte später eine Geruchserinnerung existiert.

Das olfaktorische System, mit dem das Riechen geschieht, funktioniert in den ersten drei Lebensjahren ausschließlich über das limbische System. Im Kontext der wachsenden Hirnvernetzung durch neurophysiologische Entwicklungsprozesse, beginnt sich diese Wahrnehmung - im Alter von circa drei Jahren - allmählich auf der Großhirnrinde zu repräsentieren: Während der Geruchssinn am Lebensbeginn im Vergleich zum Erwachsenenalter mit der circa siebenfachen Intensität ausgestattet ist, wird die Überkapazität, mit Zunahme weiterer, ergänzender Informationsquellen über diverse Wahrnehmungsprozesse, sukzessiv zurückgebaut.

Der Thalamus

»Der Thalamus ist eine paarige, eiförmige Struktur, die etwa in der Mitte unseres Gehirns liegt.«[55] Er übernimmt bei der Weiterleitung der Informationen aus den Sinnesorganen eine Schlüsselrolle, indem er diese sortiert und zu den genau definierten unterschiedlichen Orten der Großhirnrinde sendet - jeweils räumlich voneinander getrennt und abgegrenzt. »Wie diese präzise Ordnung erzielt wird - [...] - ist noch weit-

---

55   Frings & Müller, S. 79.

gehend unverstanden.«[56] Über diese Aufgabe hinaus, fungiert der Thalamus als Filter für die aufgenommenen Reize und kontrolliert die Sinneswahrnehmungen bezüglich einer generellen Weiterleitung an den Cortex: Nur ein geringer, aber - evolutionär und individuell gewichteter - wesentlicher Teil, der ›eigentlich‹ möglichen Informationen, wird weitergeleitet - alle anderen werden ausgeblendet. Mit dieser sogenannten ›selektiven Aufmerksamkeit‹[57] wird eine Reizüberflutung des Gehirn verhindert: Bestimmte Aspekte des eigenen Interesses werden fokussiert und vom Gehirn genauer analysiert. »Je komplizierter diese Analyse [und je höher der Grad der Konzentration] ist, desto weniger werden andere Reize beachtet und gegebenenfalls sogar komplett ignoriert.«[58]

Über seine Funktion als Eingangs- und Ausgangstor für die Großhirnrinde, spielt er eine wichtige Rolle »bei der Regulation von Wachheits-, Bewusstseins- und Aufmerksamkeitszuständen«[59] des Individuums. Besonders bei einer Häufung von Reizen oder in Situationen geringer Energie, wird der Thalamus die Weiterleitung von Informationen nach ›seiner‹

56   Frings & Müller, S. 79.

57   So wird jemand, der sich beispielsweise für Autos interessiert, neue oder ausgefallene ›Modelle‹ wahrnehmen, wenn sie ihm begegnen, oder wenn jemand über ein für die wachsende Familie passendes Auto nachdenkt, sind ›plötzlich‹ merkwürdig viele ›Familienautos‹ zu sehen. Fehlt hingegen das Interesse für Autos, ist es für den Thalamus überflüssig, diese, über die Augen wahrgenommenen Reize, wahrzunehmen und weiterzuleiten.

58   Frings & Müller, S. 343.

59   Roth, 2003, S. 21.

Priorität gewichten: Immer wiederkehrende Beispiele hierfür sind einerseits Kinder, die ›Nicht-Hören‹ und andererseits, dass ›Etwas‹ vergessen, ›ausgeblendet‹ wird - wie es im Alltag immer wieder erlebbar ist.

Der Hippocampus

Im Hippocampus werden gefilterte und damit reduzierte Reize aufgenommen und vom Kurz- ins Langzeitgedächtnis übertragen: Was dabei wie und in welcher Weise an den entsprechenden - und dafür vorgesehenen - Orten des Cortex gespeichert wird, organisieren seine Strukturen - nach persönlichen Präferenzen und dem Repertoire individuell entstandener Muster - autonom. Ob allerdings eine Speicherung stattfindet, ist abhängig vom Schlaf, der hierfür eine notwendige Voraussetzung ist.[60]

Der Hippocampus steuert die Menge der Informationen, die er aufnehmen kann: Ist die Grenze seiner Aufnahmekapazität erreicht, werden weitere Reize ignoriert oder die bisher gespeicherten miteinander gemischt oder auch gelöscht.
Zudem kann das Gehirn nur die Informationen im Hippocampus aufnehmen, weiterleiten und speichern, für die das Gehirn aufnahmebereit ist: Alles andere wird direkt ignoriert oder nur in seinen - zu diesem Zeitpunkt - ›verständlichen‹ Anteilen registriert.[61]

60   Siehe hierzu ab S. 122: Rhythmen im Schlaf.
61   Die Funktionsweise des Hippocampus ist im Kontext ›Gedächtnisbildung‹ relevant und wird dort ab Seite 149 thematisiert.

Das Gehirn als Team

Wie das gesamte Gehirn an der Ausführung der jeweiligen Aktionen von Denken, Fühlen und Handeln beteiligt ist, zeigt die Abbildung [7] einer Informationsverarbeitung[62] beispielhaft für den motorischen Cortex.[63]

Eine Bewegungssteuerung, wie die des Fußes in der Illustration, die einer auf dem Boden liegenden Heftzwecke ausweichen soll, ist ein komplizierter Vorgang, bei dem diverse Muskeln an- und entspannt werden und bei der »die motorische Rinde in jedem Bruchteil einer Sekunde darüber informiert sein [muss], wie der gerade beherrschende Lage- und Aktivitätszustand des Bewegungsapparates ist. Dies erfordert eine genaue Abstimmung zwischen Körpersensorik und Körpermotorik im Bruchteil einer Sekunde. Entsprechend kommunizieren die sensorischen und motorischen Homunculi intensiv miteinander. Jede bei einer Bewegung auftretende Muskelaktivität und Gelenkbewegung wird über die entsprechenden Sensoren dem somatosensorischen Homunculus gemeldet, der seinerseits auf den motorischen Homunculus einwirkt.«[64]

Darüber hinaus wird im Gehirn ›vor‹ jeder Bewegung ein ›Bild‹ über die zu erwartenden Bewegungsabläufe entworfen und mit dem tatsächlichen Ablauf abgeglichen: Durch die-

62   Im bio-, neuro- und kognitionswissenschaftlichen Sinne werden Informationen als ›bedeutungshaftes‹ Signal mit lebens- und überlebensrelevanter Wirkung definiert (Roth, 2006, S. 53-54).

63   Wie bei der Repräsentation auf dem motorischen Cortex, so ist der Körper auch auf dem sensorischen Cortex durch einen Homunculus darstellbar.

64   Roth, 2003, S. 41.

se sogenannte ›Rückkopplungs-Schleife‹ lässt sich die Bewegung durch ›Befehle‹ der Großhirnrinde steuern.

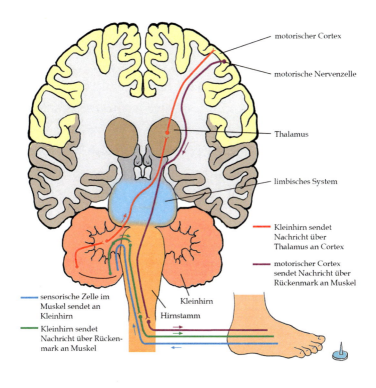

Abb. 7: Informationsverarbeitung. Im hier illustrierten Beispiel einer Informationsverarbeitung im Gehirn, wird nur der Informationsweg zur Ausführung und Koordination eines willkürlichen Bewegungsablaufs gezeigt.
Dieser Weg führt vom Fuß, der bewegt werden soll, zum motorischen Cortex - durch Rückenmark, Hirnstamm, Kleinhirn und Thalamus, bevor der Repräsentationsbereich erreicht wird - und dann wieder zurück: ›durch‹ das limbische System - jedoch am Thalamus vorbei - durch Stammhirn und Rückenmark bis zum Fuß (Abb. überarbeitet und modifiziert nach Dorling Kindersley, S. 140).

Der Informationsweg für diesen Bewegungsablauf führt vom Fuß zum Cortex - durch Rückenmark, Hirnstamm, Kleinhirn und Thalamus, bevor die Repräsentation auf dem motorischen Cortex erreicht wird - und dann wieder zurück: vom motorischen Cortex ›durch‹ das limbische System, allerdings jetzt am Thalamus vorbei, durch Stammhirn und Rückenmark bis zum Fuß.

Gleichzeitig werden auf diesem Wege alle anderen, für die Bewegung erforderlichen Prozesse, im Organismus parallel geregelt. Hierzu zählen die erforderlichen Interaktionen diverser Steuerungssysteme, die im Folgenden aufgezeigt werden, wie auch sämtliche Wahrnehmungsprozesse, die den koordinierten Bewegungsablauf des Beispiels begleiten (▶ Box 6).

Die Schnelligkeit einer Reaktion im Bewegungsablauf ist bei Jugendlichen und Erwachsenen deutlich höher als bei Kindern: Die Vernetzungen für Bewegungsabläufe und Sinneswahrnehmungen entwickeln und stabilisieren sich - auf der Basis physiologischer Entwicklungsprozesse - und indem sie immer wieder ausgeführt werden: Üben, üben, üben, ist erforderlich.

Doch das Üben führt nur dann zur Repräsentation auf dem Cortex und wird so allmählich gelernt, wenn das Geübte im Anschluss auch konsolidiert, gefestigt, wird: Dieser Vorgang der Konsolidierung findet ›nur‹ im Schlaf statt und benötigt zudem bestimmte Zeiten und Schlafphasen, wie weiter unten ausgeführt wird.

Box 6: Bewegung erfordert Teamarbeit

Jeder Bewegungsablauf erfordert - zusätzlich zu der hier beschriebenen Steuerung durch den motorischen Cortex - die Begleitung diverser Wahrnehmungsprozesse, die parallel im limbischen System ablaufen, wie in einigen Aspekten narrativ gezeigt werden soll.

Der Geruchssinn registriert die vertraute Mischung der heimischen Atmosphäre, begleitet von ebenfalls vertrauter Geräuschkulisse: Bis ein kurzes »Vorsicht, Reißzwecke« das Ohr erreicht. Der Ruf, bereits durch seine akustische Art und Weise als Warnung deutlich, löst in der Amygdala unmittelbar eine Assoziation von Gefahr aus, bei der alle Steuerungssysteme im Organismus - die im Folgenden thematisiert werden - einsatzbereit sind, um zu kämpfen, zu flüchten oder zu erstarren. Jetzt ist für das Gehirn eine selektive Aufmerksamkeit erforderlich, um die Gefahr zu identifizieren und ihr möglichst auszuweichen. Vom Thalamus werden nun andere Themen, die vielleicht kurz zuvor das Verhalten bestimmten, ausgeblendet. Eine Erinnerung an frühere Ereignisse, bei denen ein Warnruf erfolgte, sind mehr oder weniger deutlich (altersentsprechend) im Bewusstsein. Ebenfalls kann die Erinnerung an einen Schmerz vorhanden sein - selbst wenn er aus anderen Ursachen resultiert: Der Cortex schickt eine Rückmeldung über diese vergangenen Erfahrungen an den Thalamus, und er verstärkt seine Filterfunktonen für alle im Kontext überflüssigen Reize.
Voraussetzung für diese Erinnerungen an sich und ein solches Schmerzgedächtnis sind allerdings die Übertragungen des jeweils Erlebten vom Hippocampus in die entsprechenden Langzeitgedächtnisse auf der Großhirnrinde mittels Schlaf.

Steuerungssysteme im Organismus

Von den diversen Steuerungssystemen im Organismus werden die vier näher betrachtet, die hier im thematischen Kontext des Buches relevant sind.

Hierzu zählen zunächst sowohl das vegetative[65] Nervensystem, das über ausgedehnte Netzwerke das gesamte Körperinnere innerviert[66] als auch das endokrine[67] System: Beide Systeme sind funktionell eng miteinander verknüpft, wobei die autonomen, hoch koordinierten Funktionen »unbewusst und ohne willkürliche Kontrolle«[68] ablaufen.

Neben ihren unterschiedlichen Einzelaufgaben besteht ihre Hauptaufgabe darin, gemeinsam die Funktionen von zum Teil weit voneinander entfernten Organen zu regeln und zu koordinieren, um »den Körper kontinuierlich an wechselnde Belastungen anzupassen«[69] und so das sogenannte ›innere Millieu‹ des Organismus konstant zu halten.

Des Weiteren ist die Temperatursteuerung im Organismus

---

65 Das vegetative Nervensystem wird auch als ›autonomes Nervensystem‹ bezeichnet (das griechische Wort *autonomia* bedeutet etwa ›Eigenständigkeit‹), da seine Funktionen i.d.R. automatisch ablaufen - unbewusst und ohne willkürliche Kontrolle. Vgl. Bear et al., S. 547-556.

66 Vom vegetativen Nervensystem sind drei verschiedene Gewebetypen innerviert: »die Drüsen, die glatte Muskulatur und [der] Herzmuskel« (ebd., S. 550).

67 Das endokrine System verwendet chemische Stoffe für seine Kommunikation mit den Organen, die Hormone.

68 Bear et al., S. 547.

69 Birbaumer & Schmidt, S. 64.

zu betrachten, die für eine adäquate ›Betriebstemperatur‹ der Organe und des Stoffwechsels wichtig ist und zudem im Kontext der Wechselwirkungen für die in Band 2 zu thematisierenden Rahmenbedingungen für den Schlaf eine bedeutende Rolle einnimmt.

Wesentlich für die Steuerungsaufgaben im Organismus sind die sogenannten ›Inneren Uhren‹, die sämtliche Vorgänge im Organismus zeitlich aufeinander abstimmen, und die im wissenschaftlichen Rahmen der Chronobiologie[70] erforscht werden.

Der Unterschied zwischen den miteinander zu koordinierenden Systemen liegt »hauptsächlich in der Technik und in der Geschwindigkeit der Informationsübertragungen, die bei der nervösen Übertragung [elektrische Impulse der Nervenfasern] im Millisekundenbereich, bei der hormonellen aber [wie im endokrinen System] im Minuten- bis Stundenbereich liegt.«[71] So kann es - durch die unterschiedlichen Geschwindigkeiten bei der Reaktion des Organismus auf Informationen an die diversen Steuerungssysteme - zur Desynchronisation im Organismus kommen: Einige der ›Inneren Uhren‹ reagieren beispielsweise bei Veränderungen in der Umwelt schneller als die organismische Temperatursteuerung, was sich dann ebenfalls beim Schlaf-Wach-Rhythmus auswirkt.

70   Chronobiologie: [gr. χρόνος chrónos = Zeit; Biologie = Lehre von der belebten Natur]. Die Chronobiologie beschäftigt sich mit den Wechselwirkungen der inneren Rhythmen des Organismus und mit deren Anpassung an die Rhythmen der Umwelt.

71   Birbaumer & Schmidt, S. 64.

Das vegetative Nervensystem[72]

Das vegetative Nervensystem steuert die Vitalfunktionen im Organismus und ist bei allen Tieren zu finden. Es besteht aus drei Teilsystemen: den beiden Antagonisten ›Sympathicus‹ und ›Parasympathicus‹ sowie dem ›enterischen System‹.

»Die zentralen Zellgruppen des Sympathicus und des Parasympathicus liegen in verschiedenen Abschnitten des Rückgrades. Parasympathische Nervenzellen bilden Kerne im Hirnstamm [und im Kreuzbein], die sympathischen Neurone dagegen«[73] sind im Brust- und Lendenwirbelbereich zu lokalisieren. Sie agieren mit gegensätzlichen physiologischen Wirkungen für den Organismus. Während im Modus des Sympathicus die Aktivität mit der Muskeltätigkeit oder mit der Konzentration im kognitiven Bereich koordiniert ist, benötigen Schlafen, Ruhen und die Nahrungsaufnahme mit dem Verdauungssystem, den Parasympathicus [Abb. 8].

Das Zentralnervensystem [ZNS] hemmt die Aktivität des einen, während die des anderen aktiv ist: Tagsüber dominiert der Sympathicus, in der Nacht der Parasympathicus - wobei sich beide auch rhythmisch in den Part des dominierenden anderen Nervensystems einwechseln.[74]

---

72   Das vegetative - autonome - NS »regelt die lebenswichtigen Funktionen der Atmung, des Kreislaufs, der Verdauung, des Stoffwechsels, der Drüsensekretion, der Körpertemperatur und der Fortpflanzung« (Birbaumer & Schmidt, S. 147).

73   Kahle & Frotscher, S. 308.

74   Dieser rhythmische Wechsel wird bei der Betrachtung der einzelnen Schlafphasen näher beschrieben (siehe ab Seite 122).

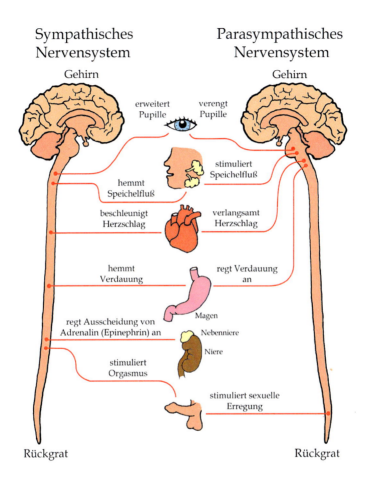

Sympathisches Nervensystem

Parasympathisches Nervensystem

Gehirn

Gehirn

erweitert Pupille

verengt Pupille

stimuliert Speichelfluß

hemmt Speichelfluß

beschleunigt Herzschlag

verlangsamt Herzschlag

hemmt Verdauung

regt Verdauung an

Magen

regt Ausscheidung von Adrenalin (Epinephrin) an

Nebenniere

Niere

stimuliert Orgasmus

stimuliert sexuelle Erregung

Rückgrat

Rückgrat

Abb. 8: Das vegetative Nervensystem. Während im Modus des Sympathicus die Aktivität mit der Muskeltätigkeit oder mit der Konzentration im kognitiven Bereich koordiniert ist, benötigen Schlafen, Ruhen und die Nahrungsaufnahme mit dem Verdauungssystem den Parasympathicus. Ein beschleunigter Herzschlag bedeutet, dass gleichzeitig die Verdauung gehemmt ist - und eine angeregte Verdauung verlangsamt den Herzschlag. Die Steuerung des Parasympathicus erfolgt über Nervenzellen im Hirnstamm und im Bereich des Kreuzbeins. Die sympathischen Neurone dagegen befinden sich im Bereich der Brust- und Lendenwirbel. (Abb. modifiziert nach Bear et al., S. 551.)

Im Verdauungssystem selbst findet sich in den inneren Wänden der dritte Teil des vegetativen Nervensystems [NS]: das enterische NS. Dieses neuronale System - auch als das ›kleine‹, ›zweite‹ oder ›Bauchhirn‹ bezeichnet - kontrolliert physiologische Prozesse, die zwischen Mund und After ablaufen [▶ Box 7]. Es arbeitet im Wesentlichen autark, erhält jedoch indirekt - von Sympaticus und Parasympaticus - Signale, die es aktivieren oder hemmen können. Kontrolliert und moduliert wird das vegetative Nervensystem vom Hypothalamus[75], der als Integrationsorgan des autonomen Systems fungiert. »Durch seine Verbindungen zur Hypophyse reguliert er auch die endokrinen Drüsen und koordiniert [so] das vegetative und das endokrine System.«[76]

Obwohl die Nahrungsaufnahme als auch der Verdauungsprozess den Parasympathicus benötigen, kann der Mensch zwar lernen, während seiner aktiven Phasen zu essen, doch das enterische System wird dann durch den dominierenden Sympathicus in seiner Funktion gehemmt und die aufgenommene Nahrung bleibt zunächst unverdaut.

75   Der Hypothalamus liegt im Zwischenhirn und hat sich »im Verlauf der Säugerevolution nur wenig verändert« (Bear et al., S. 207). Er leistet »eine Integration von neuronalen, hormonellen und vegetativen Systemen und kontrolliert vitale Körperfunktionen [...], indem er auf veränderte äußere Umweltbedingungen reagiert« (ebd., S. 540).

76   Kahle & Frotscher, S. 308. Die Hypophyse (Hirnanhangsdrüse) ist das zentrale Steuerorgan für viele hormonelle Funktionen im Körper. Sie selbst steht unter der Kontrolle des Hypothalamus, mit dem sie verbunden ist.

Box 7: Das enterische Nervensystem

Das enterische Nervensystem »ist in die inneren Wände von Speiseröhre, Magen, Darm, Bauchspeicheldrüse und Gallenblase eingebettet« (Bear et al., S. 553) und hat mit seinen 200 Millionen Nervenzellen beim Menschen ebenso viele Nervenzellen wie Hund und Katze in ihrer Hirnrinde. Im Darm selbst befinden sich beim erwachsenen Menschen viele 100 Milliarden Bakterien, damit 100-mal mehr, als Zellen im Körper. Das bedeutet, dass die DNA der Bakterien ein Vielfaches der menschlichen DNA beträgt.

Das sogenannte Mikrobiom[1] spaltet die aufgenommene Nahrung auf und wandelt sie in Energie um – hierbei unterscheidet es auch über giftig - ungiftig, nützlich - gefährlich: Ein gutes Immunsystem benötigt eine Vielfalt von Bakterien, die sich, beginnend mit der Geburt, zunächst anzusiedeln haben und im Verlauf des Lebens in ihrer Diversität - je nach Lebensart und Alter – immer wieder zu erhalten oder herzustellen sind. Im Alter von sechs Jahren hat sich bei guten Rahmenbedingungen für die mikrobiologische Entwicklung circa 50-60 % der Artenvielfalt angesiedelt, die sowohl für die Stoffwechselprozesse als auch für eine gute Widerstandsfähigkeit des Immunsystems erforderlich ist – bei Kindern mit Landleben deutlich mehr als bei denen aus der Stadt.

Der Einfluss, den Bakterien und damit das enterische NS anscheinend auf die Funktionen des Großhirns haben, rückt allmählich in das Bewusstsein der Forschung. Bakterien beeinflussen, wer wir sind und wie wir sind: Sie wirken nachweislich auf unser Gehirn und damit auf unser Befinden, unsere Gesundheit.

1   Als Mikrobiom bezeichnet man die Gesamtheit aller Mikroorganismen (Bakterien, Archaeen, Viren, Pilze und Protozoen), die einen Makroorganimus (Mensch, Tier, Pflanze) besiedeln.

Die Kommunikation zwischen den beiden Gehirnen von Bauch und Kopf findet beispielsweise über das Hormon Serotonin statt, das im Kopf Wohlbefinden auslöst und zu 95 % im Darm produziert wird. Im Schlaf ausgeschüttet, beeinflusst es die Funktion des Immunsystems sowie die Qualität der Träume.

2010 haben die Forscher um Dusco Ehrlich die Karte des bakteriellen Genoms des Menschen veröffentlicht (Qin et al., S. 59-65). Ihr Katalog umfasst drei Millionen Gene. Sie entdeckten, dass sich die mikrobakterielle Population im menschlichen Darm in drei Gruppen einteilen lassen. Diese Darmfloratypen werden von ihnen als Enterotypen bezeichnet: Sie sind unabhängig vom Lebensort, Geschlecht und Alter. Wie die Zugehörigkeit zu einer dieser drei Enterotypen zustande kommt, ist noch zu klären. Bisher weiß man, dass sie sich darin unterscheiden, wie sie Nahrung in Energie umwandeln und welche Menge Vitamine sie produzieren.

Im wissenschaftlichen Kontext wird der Verdauungstrakt auch manchmal als das ›erste Gehirn‹ bezeichnet: Die Chance für das Wachstum des menschlichen Kopfhirns von circa 800 auf 1600 cm³ hat sich - beginnend vor 1,5 Millionen Jahren - wohl durch die Beherrschung des Feuers entwickelt, da sich durch das Garen der Nahrung die 16-fache Energie gewinnen lässt, die der Hirnentwicklung im Kopf zugute kommt.

Der Mensch kann mit dem einen Gehirn verdauen und mit dem anderen denken - das geistige Verdauen. Die Wirkmacht der Bakterien ist so groß, dass Leben nur mit ihnen zusammen möglich ist: Sie finden im Menschen ihren Lebensraum, und sie wandeln für ihn seine Nahrung in Energie um.

Das endokrine System[77]

Viele »der endokrinen Systeme und des mit ihnen Hand in Hand arbeitenden autonomen Nervensystems sind eingebunden in **Regulations-** oder **Regelungsvorgänge**, die [...] dazu dienen,«[78] die notwendige Homöostase aufrecht zu erhalten [► Box 8]: Die Hormone haben eine organisierende und aktivierende spezifische Wirkung bei innerorganismischen Prozessen und tragen Botschaften über Veränderungen im inneren Milieu zu den Zellen der entsprechenden Organe.

Das Hormonsystem an sich beeinflusst und steuert Verhalten und Erleben des Menschen ebenso wie es von seinem Verhalten, Denken und Fühlen mitreguliert wird. »Während Hormone für die schnellen kognitiven Prozesse weniger bedeutsam sind, können Gefühls- und Motivationszustände ohne sie nicht auftreten.«[79]

So ist beispielsweise die soziale Bindung wesentlich an das Hormon Oxytozin gebunden - wobei »die subjektive Bewertung und Bewältigung sozialer Situationen selbst wieder einen entscheidenden Einfluß auf das Hormonniveau«[80] ausübt.

---

77   Endokrin [von *endo = innen, griech. krinein = absondern] ist die Bezeichnung für einen Mechanismus, bei dem z.B. ein Hormon oder ein Wachstumsfaktor über das Blut zur Zielzelle transportiert wird. Exokrine Drüsen [von *exo = äußerlich, griech. krinein = abscheiden] hingegen, geben ihre Sekrete in die Außenwelt oder in Körperhöhlen (Darm, Atemtrakt, Geschlechtswege usw.) ab.

78   Birbaumer & Schmidt, S. 68 (Fettdruck im Original).

79   Ebd., S. 100.

80   Ebd., S. 100.

Box 8: Regelungsvorgänge vs. Steuerung

Biologische »Regelungsvorgänge lassen sich durch die [technische] Regelungslehre beschreiben:[...] Das wesentliche Merkmal der Regelung ist [...] der geschlossene Regelkreis, der so aufgebaut (gepolt) ist, daß jede Störung der Regelgröße automatisch und möglichst vollständig korrigiert wird« (Birbaumer & Schmidt, S. 68). Dieser, den Einfluß der Störgröße kompensierende Vorgang wird als ›negative Rückkopplung‹ bezeichnet.

Ohne eine solche negative Rückkopplung, die den Ist-Zustand mit dem Sollwert abgleicht und bei einer Abweichung so lange korrigierend einwirkt, bis Ist- und Sollwert übereinstimmen, spricht man von ›Steuerung‹.»Durch Steuerung kann zwar eine im Voraus bekannte Störung kompensiert werden, [...] jedoch nicht wechselnde und unvorhersehbare Störungen.

Die Regelung ist also der Steuerung in ihrer Anpassungsfähigkeit an wechselnde Störgrößen weit überlegen« (ebd., S. 68-69).

Ein sicher gut nachvollziehbares Beispiel für die Anpassung an wechselnde Belastungen, ist das Herz-Kreislauf-System, bei dem »jede vom Sollwert abweichende Änderung des Blutdrucks wieder ausgeglichen wird, [indem das vegetative Nervensystem diverse Maßnahmen einleitet, um] das Versagen des Regelkreises und damit den Zusammenbruch des Kreislaufs zu verhindern« (Ebd., S. 69). Damit auch unter extremen Bedingungen die jeweilige Regelgröße im Sollwertbereich bleibt und gegen verschiedenste Störeinflüsse abgesichert ist, sind Mehrfachregulationen für wichtige biologische Prozesse typisch: So erfolgt hier im Beispiel für den Blutdruck eine weitere Regelung über die Nieren, um eine arterielle Hypertonie zu verhindern.

Als Beispiel der Beeinflussung durch Wechselwirkungen zwischen Körper und Psyche eignet sich dieses Neurohormon[81] Oxytocin[82] gut, das auch während der Endphase der Geburt freigesetzt wird, die Kontraktion der Wehen bewirkt und in der Folge das Einschießen der Milch stimuliert. »Jede stillende Mutter kennt den bekannten Milchflussreflex, [...] den ein saugendes Baby verursacht. [...] schon der Anblick oder das Schreien eines Babys (sogar eines fremden) kann diesen Milchfluss auslösen.«[83]

Zu den wichtigsten Reglern der Hormonproduktion gehören die biologischen Rhythmen wie - ganz besonders - der Schlaf. »Viele endokrine Systeme sind während des Schlafs aktiver als im Wachzustand. [Hier ist beispielsweise das Wachstumshormon zu nennen, das als Auslöser für seine Ausschüttung bestimmter Schlafzyklen bedarf.[84]] Schlaf hat also [neben anderem] auch die Funktion, endokrine Prozesse anzuregen, die

81   Neurohormone sind Hormone (Botenstoffe), die von Nervenzellen direkt in die Blutbahn abgegeben werden.

82   Zur Ausschüttung von Oxytocin kommt es auch, wenn sich zwei Menschen ineinander verlieben: Das Hormon verursacht dabei die sogenannte ›rosarote Brille‹, bei der in der Wahrnehmung bestimmte Aspekte des anderen ausgeblendet werden, um eine ›Fortpflanzung‹ zu ermöglichen.

83   Bear et al.,S. 543.

84   Neben der Hemmung des Körperwachstums werden auch die der kognitiven Entwicklung und Lernfähigkeit mit dem Wachstumshormon in Verbindung gebracht, da es »im ZNS am Wachstum der Verbindungen zwischen den Nervenzellen wesentlich beteiligt ist« (Birbaumer & Schmidt, S. 90) und nur in bestimmten Schlafzyklen ausgeschüttet wird. Diese Ausschüttung kann durch »extreme körperliche Aktivität, Streß und Depression« (ebd., S. 90) gestört werden.

tagsüber nicht auslösbar sind. Jede Veränderung des Schlaf-
rhythmus, sei es im Laufe der ontogenetischen Entwicklung
des Individuums, sei es durch externe Einflüsse wie Schlafdeprivation und Schlafstörungen, beeinflussen die physiologischen und psychologischen Regulationsprozesse wichtiger
Hormone und des Immunsystems.«[85] »Dazu gehört [...] auch,
sich rechtzeitig auf vorhersehbare Änderungen oder Störungen der Homöostase einzustellen, also beispielsweise [...]
schon vor dem morgendlichen Aufwachen die Körperorgane
in erhöhte Arbeitsbereitschaft zu bringen.«[86]

Zu den hormonell gesteuerten Prozessen, die hier im Kontext zum Schlafen und Wachen von Bedeutung sind, zählen
sowohl das sogenannte Schlafhormon Melatonin als auch die
genetischen und geschlechtsspezifischen Zusammenhänge,
die sich zudem im Lebensverlauf verändern und damit den
Schlaf, je nach Entwicklung und Lebenszyklus, beeinflussen.[87]

Die Temperaturregelung

Eine konstante Körpertemperatur zu halten, ist für das Überleben existenziell: Nur ein schmaler Bereich zwischen circa 36,5
und 37,2 °C sorgt für eine adäquate ›Betriebstemperatur‹, in
der die diversen Körperfunktionen optimal arbeiten können.

---

85   Birbaumer & Schmidt, S. 89. Ontogenese ist die lebenslan-
ge Individualentwicklung.
86   Ebd., S.64.
87   Weitere Ausführungen hierzu siehe ab Seite 80.

Zu unterscheiden ist die Temperatur auf der Oberfläche des Körpers,[88] die an verschiedenen Orten gemessen werden kann, von der im Körperinneren, die als Körper-Kerntemperatur[89] bezeichnet wird.

»Die Spanne der Umgebungstemperatur, in der der menschliche Körper seine Kerntemperatur, ohne zu zittern oder zu schwitzen, konstant halten kann, wird als thermoneutrale Zone bezeichnet, [und sie] liegt für einen nahezu unbekleideten, ruhenden, erwachsenen Menschen etwa zwischen 27 und 32 °C.«[90] Abweichungen von der individuellen Norm werden innerhalb enger Grenzbereiche organismisch - durch Wärmeabgabe oder Wärmeproduktion - korrigiert,[91] sofern die Rahmenbedingungen es erlauben.

So sorgt beispielsweise der Säugling durch sein permanentes Strampeln - bei dem sich durch die sogenannte ›Ganzkörperbewegung‹ neben den Beinen auch sein Korpus, sein Kopf und die Arme bewegen - für eine optimale Körpertemperatur. Als Rahmenbedingung sind hier sowohl die Strampelfreiheit als auch die Raumtemperatur mit der Bekleidung relevant.

Diese Fähigkeit zur Regulierung ist zwar im Organismus ›angelegt‹, muss aber - als Sinneswahrnehmung mit Wechselwir-

88   Die Temperatur an der Oberfläche des Körpers ergibt sich aus der Temperatur der Umgebung und der im Körperinneren.

89   Der sogenannte Körperkern besteht »aus den tiefer liegenden Geweben, den Organen und dem Cerebrum [lat. für Großhirn]« (Dräger, S. 10).

90   Ebd., S. 10.

91   Lipton, S. 1193-1194.

kungen für bewusstes adäquates Verhalten - ›gelernt‹ und damit eingeübt werden.[92]

Über den Temperatursinn der Haut werden die Informationen aus der Umgebung des Körpers an die unterschiedlichen Orte auf der Großhirnrinde geschickt, die für die einzelnen Körperteile zuständig sind.[93] Um Hitze und Kälte wahrnehmen zu können, ist die differenzierte Vernetzung der Körperteile auf dem sensorischen Cortex erforderlich.[94]

Zu berücksichtigen ist zudem das Verhältnis von Körperoberfläche zum Körperinneren, besonders bei Säuglingen, Kleinkindern und Kindern, da hier die Abhängigkeit von der Umgebungstemperatur sehr groß und ständig organismisch anzupassen ist (Abb. 9 a). Wie auf der Abbildung [9 b] erkennbar, sind erst bei einem Erwachsenen die Bereiche deutlich reduziert, die auf Kerntemperatur zu haltend sind. Ebenso verändern Unter- und Übergewicht das Verhältnis der

92   Der menschliche Körper ist mit Temperatursensoren ausgestattet: Im Mittel befinden sich in jedem Quadratzentimeter Haut ein Warmsensor und drei Kaltsensoren - in empfindlichen Regionen mehr, in unempfindlichen weniger. Das Temperaturempfinden ist subjektiv und die ›gefühlte‹ Temperatur unterscheidet sich von der physikalischen. Bei unter 17 °C und über 45 °C »stellen die Kalt- und Warmsensoren ihren Dienst komplett ein, und die Schmerzrezeptoren übernehmen« (Frings & Müller, S. 284).

93   Siehe hierzu Abb. 3 und 4.

94   Kalte Füße lassen sich beispielsweise nur registrieren, wenn sie in ihrer Empfindung separat registriert werden. Kleinen Kindern fehlt diese Wahrnehmungsfähigkeit für Kälte und Hitze noch, da sich die differenzierte Vernetzung der einzelnen Körperteile, mit ihren entsprechenden Körperregionen auf der Großhirnrinde, zunächst entwickelt und erst ab einem Alter von circa 5,5-6 Jahren zunehmend getrennt voneinander wahrgenommen und gesteuert werden kann.

Proportionen und bedürfen zusätzlicher Regulierung. Eine sinnvolle stabilisierende Unterstützung erhält der Organismus durch adäquate Rahmenbedingungen.

Für eine ›Wärmezufuhr‹ sorgen neben warmer Kleidung, erhöhter Raumtemperatur und warmer Getränke eine erhöhte Aufnahme kohlehydratreicher Nahrung, die dann für die Wärmeerzeugung im Körper verstoffwechselt wird. Auch die körperliche Bewegung kann zur Wärmeerzeugung eingesetzt werden: Die Temperatur eines gesunden Menschen verändert sich in Abhängigkeit von den ausgeführten Tätigkeiten, bei der sie sich beispielsweise bei und nach jeder körperlichen Anstrengung erhöht.

Zu den entsprechenden Maßnahmen zur ›Kühlung‹ zählen ebenfalls Kleidung, Raumtemperatur, Getränke, Nahrung und Bewegungsabläufe, wobei diese jedoch andere Bedingungen erfüllen sollten, als nur den Gegenpol zur Wärmeerzeugung: Bei hohen Außentemperaturen, wie sie zunehmend selbst in den mittel- und nordeuropäischen Regionen auftreten, ist es sinnvoll, das Leistungsniveau zu reduzieren, da es schnell zur Überhitzung des Organismus kommen kann.

Zu beachten ist diesbezüglich, dass eine adäquate Wärmeableitung bei der Kleidungsauswahl durch kühlendes Schwitzen mit entstehender Verdunstungskälte möglich ist. Darüber hinaus wird zusätzliche Flüssigkeit[95] - mit entsprechenden Elektrolyten[96] - zur Stabilisierung des inneren Millieus benötigt.

95   »Der Erhalt des Körperwassers und der Elektrolyte spielt für das Überleben des Organismus eine essenzielle Rolle« (Biesalski, Bischoff & Puchstein, S. 190).

96   Elektrolyte sind Stoffe wie Säuren, Basen und Salze.

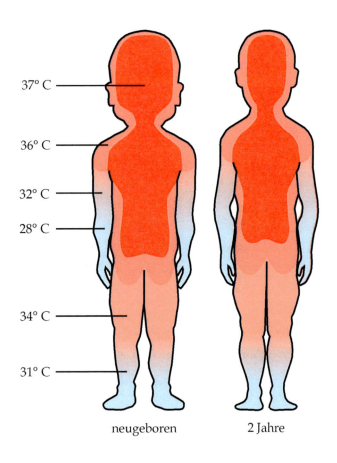

37° C

36° C

32° C

28° C

34° C

31° C

neugeboren   2 Jahre

Abb. 9 a: Die Verteilung der Körpertemperatur bei einem Säugling und bei einem Kleinkind von zwei Jahren. Das Verhältnis von Körperoberfläche zum Körperinneren ist besonders bei Säuglingen, Kleinkindern und Kindern sehr groß. Über die Oberfläche wird bei kühler Umgebung sehr viel Wärme abgegeben und bei Umgebungswärme oder gar Hitze wird sehr viel Wärme aufgenommen - die Abhängigkeit von der Umgebungstemperatur ist somit sehr hoch und der Organismus hat sich ständig an die Erfordernisse anzupassen, um die Lebensbedingungen zu erhalten. Wärmeerzeugung wie auch Kühlung benötigen sehr viel Energie und sind zudem nur in bestimmten Grenzbereichen möglich.

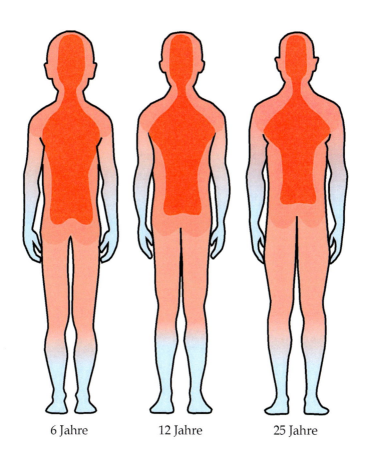

6 Jahre   12 Jahre   25 Jahre

**Abb. 9 b: Die Verteilung der Körpertemperatur bei einem sechs-
und zwölfjährigen Kind im Vergleich zu einem Erwachsenen.**
Wie auf der Abbildung erkennbar, sind bei einem Erwachsenen
die Bereiche deutlich reduziert, die auf Kerntemperatur zu halten
sind. Über die proportional deutlich höhere Oberfläche ist sowohl
die Wärmezufuhr als auch die Wärmeabfuhr leichter über äußere
Bedingungen zu steuern. Über- wie Untertemperatur sind in jedem
Lebensalter kritisch. Ist die Kerntemperatur zu niedrig, fehlt die adäquate Betriebstemperatur für die Organfunktionen. Ist sie zu hoch,
bekannt als Fieber, liegt die Lebensgefahr bei einer Temperatur bei
42° C: Lebenswichtigen Proteine zersetzen sich und das Blut ver-
dickt - der Organismus stirbt.

Die Nahrung sollte leicht verdaulich sein, da auch die Verdauungsarbeit für den Organismus eine Leistung bedeutet, die zur Deregulierung der Körperkerntemperatur führt.

Für Nahrung, Getränke und Raumtemperatur gilt daher die Regel, Extreme zu vermeiden, da ein großer Unterschied zwischen der inneren und der Umgebungstemperatur - unter großem Energieeinsatz - zur Anpassungsleistung des Organismus führen würde. Unterstützend wirken hingegen eine maximal um circa 5-8° C abweichende Raumtemperatur, warme Getränke und Nahrung anstatt der eisgekühlten oder heißen, Kleidung aus Stoffen, die das Verdunsten beim Schwitzen zulassen anstatt ohne Kleidung - nackt - oder das sogenannte ›Zwiebelsystem‹ mit mehreren Schichten, das eine nach außen isolierende zweite Haut bildet.

Die Kerntemperatur des Menschen - jeglichen Alters - folgt relativ stabil einem 24-25-Stunden-Rhythmus. Ihr Verlauf verändert sich in Form einer Kurve mit Minima und Maxima, der sich als optimale ›Betriebstemperatur‹[97] für den Organismus mit seinen unterschiedlichen Aufgaben während der Evolution entwickelt hat: mit einer niedrigen Kerntemperatur im Mittagsbereich und einer noch niedrigeren nachts. Während die Tiefbereiche zeitlich relativ konstant zu sein scheinen, sind die aktiven Zeiten, in denen der Mensch eine hohe Leistung erbringen kann, wohl auch vom sogenannten Chronotyp abhängig, der als nächstes thematisiert wird.

Kinder sorgen ständig mit ganzem Körpereinsatz für die er-

---

97   Der Rhythmus der Körper-Kern-Temperatur ist mit diversen Wechselwirkungen in die chronobiologischen Prozesse im Organismus eingebunden, die im Folgenden thematisiert werden.

forderliche Wärmeabfuhr oder -erzeugung in ihrem Organismus. Sich für einen kurzen Zeitraum etwas ruhig zu verhalten gelingt ihnen erst mit Erreichen des Schulalters: Die Proportionen von Körperoberfläche zu Körperinnerem haben sich dann verändert und ähneln denen des Erwachsenen.[98] Ältere Menschen hingegen benötigen mehr die Temperaturregelung von außen: Ihr Organismus erzeugt weniger Energie für die Steuerung einer adäquaten Temperatur in ihrem Inneren - reduzierte Bewegungen, veränderte Nahrungsaufnahme und ein fehlender Rhythmus im Einklang mit der Natur, führen zur Disbalance. Zusätzlich gilt für jedes Lebensalter, dass jegliche Aktivitäten und andere Rahmenbedingungen, die abends die Körperkerntemperatur erhöhen, für einen erholsamen Schlaf hinderlich sind, wie noch detailliert zu beschreiben ist.[99]

Die Temperaturregelung im Organismus verändert sich im Lebensverlauf aufgrund des sich verändernden Stoffwechsels, des Energiehaushaltes, mit dem proportionalen Verhältnis von Körperoberfläche zu Körpervolumen (Abb. 9 a+b) und natürlich mit dem individuellen Schlaf-Wach-Rhythmus.[100] Zudem spielt sie als wesentlicher Faktor bei der Steuerung ›chronobiologischer Prozesse‹ für die Balance im Organismus eine gewichtige Rolle. Um eine Über- oder Unterforderung der Organe zu vermeiden, die mit vegetativen Kosten verbunden ist, ist es sinnvoll, den Temperaturrhythmus zu berücksichtigen.

98   So ist wohl die Regulierung der Kerntemperatur eine Erklärung für die intensiven körperlichen Aktivitäten bei Kindern, deren Ursache gern als Bewegungsdrang erklärt werden.
99   Siehe hierzu das Thema ›Rahmenbedingungen‹ in Band 2.
100   Siehe hierzu ab Seite 97.

Die ›chronobiologischen‹ Prozesse

Der Mensch besteht wie alle mehrzelligen Lebewesen aus einer Gemeinschaft unzähliger Zellen, die miteinander kooperieren und für den Organismus als Ganzes zusammenarbeiten. Dabei steuert jede dieser Zellen ihre eigenen inneren Prozesse und stimmt ihren Rhythmus mit dem der Nachbarzellen im Zellverbund ab. Jede dieser Zellen hat im System ihre spezielle Rolle, sie vermehrt sich, indem sie sich teilt und sie stirbt, wenn ›ihre Zeit‹ vorüber ist.[101]

Die Synchronisation aller Systeme im Organismus erfolgt dabei über sogenannte ›innere Uhren‹[102], von denen jede Zelle des Organismus wohl mehrere besitzt, und die als kleine Untereinheiten des Körpers ihr zeitliches Programm selbst steuern [► Box 9]. Die Zellen, die zu einem bestimmten Organ gehören, stimmen ebenso ihren Rhythmus aufeinander ab, wie ein Organ seine inneren Uhren funktional synchronisiert und darüber hinaus im Organsystem koordiniert. Das Gehirn wiederum kontrolliert die Gesamtheit dieser physiologischen Uhren, die ihrer eigenen unterschiedlichen Periodik in diesen verschiedenen Einheiten und Systemen folgen.

101 Die Zelle ist »die grundlegende Funktionseinheit des Lebens, [...] alles, was auf dem Planeten lebt, [ist] entweder eine Zelle oder eine Ansammlung von Zellen« (Nurse, S. 18). »Alle lebenden Organismen, unabhängig von ihrer Größe und Komplexität, [gehen] aus einer einzigen Zelle« (ebd., S. 23) hervor.

102 Chronobiologen sprechen anstatt von ›inneren Uhren‹ inzwischen eher von »Rhythmusgeneratoren mit untereinander gekoppelten Oszillatoren« (Meding, 2014, S. 20), die ihre Ursache im Organismus selbst, in physiologischen Uhren haben. Da der Begriff der inneren Uhr auch in aktuellen Veröffentlichungen weiterhin Verwendung findet, wird er auch hier eingesetzt.

Sie schwingen jedoch »nicht unbedingt zu allen Tageszeiten mit der gleichen Geschwindigkeit,«[103] sondern sie sind flexibel: So schaffen sie sich - innerhalb ihres Variationsbereiches - eine relative Unabhängigkeit für die sich - im Innen wie auch im Außen - verändernden Konstellationen und Situationen.

Während die inneren Systeme in sich zwar relativ stabil aufeinander abgestimmt sind, müssen sie - genauso wie man seine Uhr ab und zu aufzieht - »von Zeit zu Zeit neu eingestellt werden.«[104] Externe Reize wirken dabei als ›Zeitgeber‹ - als »Erregerschwingung, die einen biologischen Rhythmus mitnimmt«[105] -, und die als Synchronisatoren im Organismus fungieren. Zu den synchronisierenden Faktoren gehören sowohl die Bedingungen aus der umgebenden Natur als auch die sozialen, aus dem Zusammenleben der Menschen.

Im Kontext von Wachen und Schlafen sind der Wechsel von Hell-Dunkel mit dem Hormon Melatonin sowie klimatische Bedingungen zu nennen. Im sozialen Umfeld sind es Aktivitäten, Bindungen, Nahrungsaufnahme und künstliches Licht, die einen steuernden Einfluss auf die inneren Uhren ausüben.

Der Einfluss von Licht

Zu den wesentlichen organismischen Rhythmen, die denen der Umwelt streng zugeordnet sind, gehört der Wechsel von

---

103   Wirz-Justice & Roenneberg, S. 205.
104   Bear et al. S. 684.
105   Bünning,1977, S.: Definitionen und Symbole.

Box 9: Die Entdeckung der inneren Uhren

»Erste Hinweise auf die Existenz biologischer ›Uhren‹ werden schon durch den französischen Physiker [und Astronomen] d'Ortous de Mairan 1729 an Mimosen beobachtet, der davon ausgeht, dass die Pflanze über ein Gefühl für den Sonnenstand verfügt« (Meding, 2014, S. 19).

Sein Experiment bestand darin, dass er eine Mimose über einen längeren Zeitraum im Dauerdunkel hielt und beobachten konnte, dass diese ihre gefiederten Blätter regelmäßig - ohne Einwirkung der Sonne oder anderer Lichtquellen - zu einem bestimmten Zeitpunkt des Tages aufstellte und dann zu einem anderen auch wieder senkte. Die Pflanze verfügte damit über die Fähigkeit, im Dauerdunkel ihre inneren Rhythmen wie durch innere Uhren weiterlaufen zu lassen: Sie folgt einem Tagesrhythmus, ohne auf den ›sichtbaren‹ Tag-Nacht-Wechsel angewiesen zu sein.

Wissenschaftler, die 200 Jahre später begannen, dieses Phänomen zu untersuchen, schlossen auf einen inneren Mechanismus, der diese biologischen Rhythmen generiert. Die inneren Uhren der meisten Pflanzen und Tiere zeigen in zeitlicher Isolation Abweichungen von circa einer Stunde vom 24-Stunden-Tag: Damit besitzt der Organismus die nötige Flexibilität um sich, bei Veränderungen der inneren oder äußeren Bedingungen, anzupassen.

Für Aschoff (1983, S. 136-137) ist der Beweis dafür erbracht, dass biologische Rhythmen ihre Ursache im Organismus selbst haben und »von endogenen, selbsterregenden Oszillatoren gesteuert« (Wirz-Justice & Roenneberg, 2004, S. 203) werden.

Tag und Nacht: »Some must watch while some must sleep.«[106] Je nachdem, ob ein Lebewesen tag- oder nachtaktiv[107] ist, haben sich seine biologischen Systeme auf einen dementsprechenden Wechsel von Aktivitäten und Ruhezeiten eingestellt. Auch der Mensch ist als tagaktives[108] Wesen in seiner organismischen Steuerung sowohl auf Informationen über Helligkeit und Dunkelheit als auch über Qualität und Intensität des Farbspektrums angewiesen [▶ Box 10].

Die dafür erforderliche Verbindung zur Außenwelt stellt das Auge her. Über seine Netzhaut[109] ist die wesentliche Voraussetzung für die Wahrnehmungen zur Synchronisierung der inneren Uhren durch den Zeitreiz Licht gegeben.[110] Auf der Netzhaut befinden sich verschiedene Typen von Photosensoren, die sich in ihrer Struktur und Funktion unter-

106   Dement, 1972/1974, Titel des Buches

107   Neben der Zuordnung tag- oder nachtaktiv sind weitere Anpassungen wie beispielsweise der Winterschlaf zu nennen, den einige Tiere halten, da sie zusätzlich ihren Stoffwechsel an niedrige Temperaturen anpassen können und in dieser Zeit dann von ihren Reserven leben.

108   Die Entwicklung der inneren Uhren hat sich in der Evolution an den Lebensbedingungen des Menschen und damit an einem Tagesrhythmus orientiert, so dass sie ihren Rhythmus auch bei Veränderungen - wie bei Dauerdunkelheit - beibehalten.

109   Die Netzhaut, die Retina, ist die Auskleidung der hinteren inneren Oberfläche des Auges und »eine Ausstülpung des Gehirns, [in der] die Lichtinformation bereits intensiv verarbeitet [werden], bevor sie an das Gehirn weitergeleitet wird« (Frings & Müller, S. 166).

110   Für Menschen, bei denen der Sehsinn beeinträchtigt ist oder gar fehlt, ist diese Synchronisation der inneren Uhren mit dem Rhythmus der Natur heute mit einer entsprechenden Medikation durch das Hormon Melatonin zu kompensieren.

Box 10: Experimente zur Zeitisolation

Welchen Stellenwert diese Steuerung durch Licht für
den menschlichen Organismus einnimmt, zeigen Untersuchungen im Humanbereich, die in den sechziger
Jahren des letzten Jahrhunderts begannen und als sogenannte ›Bunkerexperimente‹ bekannt sind. Der in
einen Hügel in der Nähe des Klosters Andechs gebau-
te ›Bunker‹ bot Räumlichkeiten, die völlig von der Außenwelt isoliert waren: Jegliche Information, die einen
Rückschluss auf die Rhythmen der Umwelt zuließ, um
sich zu orientieren, war ausgeschlossen. Nach einer
kurzen Eingewöhnungsphase, die als Bezugsinforma-
tion zu individuellen Veränderungen im Experiment
erforderlich war, konnten sich mit Beginn der Isolation die biologischen Rhythmen der Versuchspersonen
›freilaufend‹ entwickeln.

Bei Experimenten zu den sogenannten ›freilaufenden‹
Prozessen im Organismus ergeben sich Perioden von
meist 24,5 bis 25 Stunden, in denen sämtliche aufge-
zeichneten Körperrhythmen synchron oszillieren und
damit geringfügig vom 24-Stunden-Rhythmus abwei-
chen. Einige Versuchspersonen weisen jedoch eine Pe-
riode mit weniger - andere mit teilweise deutlich mehr
- als 24 Stunden für den Hell-Dunkel-Zyklus auf.
Bei circa einem Drittel oszillieren verschiedene Rhythmen mit unterschiedlichen Perioden: Besonders der
Schlaf-Wach-Zyklus und der Rhythmus der Körper-
Kerntemperatur koppeln sich bei ihnen voneinander
ab und führen bei den betreffenden Versuchspersonen
zur Desynchronisation ihrer Körperfunktionen. (Wirz-
Justice & Roenneberg, 2004, S. 204-206.)

Aschoff und sein Team untersuchten die Rhythmen
Erwachsener unter Bedingungen der Isolation von der

Außenwelt über längere Zeiträume mit variierenden Untersuchungsbedingungen. (Aschoff, 1965, 1983; vgl. Roenneberg & Merrow, 2002, S. 49; Meier-Koll, 1995, S. 60-64.)

Während viele Menschen davon ausgehen, dass sich ein Gefühl der Müdigkeit als Folge eines langen, anstrengenden Tages einstellt und so die Wach- und Schlafzeiten bestimmt, unterliegt der Organismus unabhängig davon tatsächlich einer inneren Periodik: Auch, »wenn ein Mensch ohne Uhr und folglich ohne Kenntnis der Tageszeit in einer Höhle oder einem Bunker lebt, der ihn vor Einflüssen des äußeren Tag-Nacht-Wechsels abschirmt« (Meier-Koll, S. 60), setzen sich seine Schlaf-Wach-Phasen periodisch fort.

scheiden: Die lichtempfindlichen Stäbchen ermöglichen das Sehen bei schwachen Lichtverhältnissen - wie in der Dämmerung - in Grauabstufungen. Mit ihnen kann das Auge Helligkeitsunterschiede sehr differenziert wahrnehmen.

Die Zapfen für das Farbensehen sind deutlich weniger empfindsam, sie benötigen eine hohe Lichtintensität.

Neben den Stäbchen und Zapfen, die das Sehen ermöglichen, befindet sich in der Retina ein Photorezeptor, ein hoch spezialisierter Zelltyp, der ein Photopigment exprimiert, das sogenannte Melanopsin.[111]

111   Bei dem Photorezeptor, der von Berson et al. in der Retina entdeckt wurde, handelt es sich »um einen hoch spezialisierten Ganglienzelltyp, [der lichtempfindlich ist und] eine neuentdeckte Art von Photopigment, [das Melanopsin, exprimiert]. Diese Neuronen werden sehr langsam durch Licht aktiviert, und ihre Axone senden ein Signal direkt an den SCN, wo die circadiane Uhr gestellt werden kann« (Bear et al. S. 689).

Trifft nun Licht auf die Augen, wird es als Information zum Suprachiasmatischen Nucleus [SCN] - der sogenannten ›Zentraluhr‹ im Gehirn - gesendet. Diese besteht aus zwei winzigen Nervenzellgruppen im Gehirn: 2-3 cm schräg hinter der Nasenwurzel, oberhalb (lateinisch: supra) des Chiasma opticum, in dem sich die beiden Sehnerven, von den Augen kommend, treffen und kreuzen. Der lichtempfindliche Mechanismus, »der die Gehirnuhr immer wieder neu stellt,«[112] erfolgt zwischen Retina und Zentraluhr im Hypothalamus, der die circadianen Uhren für bestimmte Gehirn- und Körperfunktionen kontrolliert und untereinander abgleicht.[113]

Strittig ist, ob der suprachiasmatische Nucleus der einzige Steuerungsbereich für den Hell-Dunkel-Zyklus ist. Bisher ist eine ihm ›untergeordnete‹ Instanz, die Epiphyse[114], bekannt, die ihre Informationen vom Nucleus erhält [Abb. 10].

Über das Licht mit seinem Hell-Dunkel-Wechsel ist die Epiphyse wesentlich an der direkten chronobiologischen Steuerung beteiligt, indem sie die Ausschüttung verschiedener Hormone, wie beispielsweise die des Melatonin[115] produziert und reguliert. Dieses wird als ›Nachthormon‹ bezeichnet, da

112   Ebd., S. 688.

113   Für jeden Abgleich endogener Prozesse mit den äußeren Bedingungen, ist eine Umwandlung der eintreffenden Reize in biochemische oder neuronale Signale erforderlich, die so weitergeleitet und verarbeitet werden können.

114   Die Epiphyse (Zirbeldrüse) gehört zum ›endokrinen System‹ und liegt im Mittelhirn. Sie wird über den Hell-Dunkel-Zyklus gesteuert.

115   Melatonin hat einen klaren Tages- und Jahreszeitenrhythmus mit zusätzlichen altersabhängigen Variationen. Vgl. Meding, 2014, S. 27-30.

seine Produktion überwiegend von der Dunkelheit abhängig ist und damit den Schlaf direkt beeinflusst. In der sogenannten ›dunklen Jahreszeit‹ reichert sich beispielsweise das Melatonin im Blut ebenso an, wie bei zu geringem Aufenthalt im Freien: Das bedeutet dann, dass der Mensch mehr Schlaf benötigt.[116]

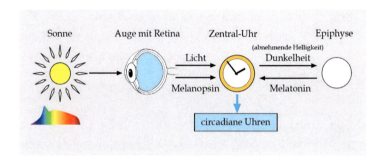

Abb. 10: Der Einfluss von Licht auf den Organismus des Menschen.
Das auf die Retina des Auges treffende Licht wird in Qualität und Quantität von den Stäbchen und Zapfen registriert und als Information an den Suprachiasmatischen Nucleus [SCN] – die sogenannte Zentraluhr im Gehirn – gesendet. Zudem befinden sich in der Retina Photorezeptoren, die durch Licht aktiviert, ein Photopigment exprimieren, das Melanopsin, das ebenfalls an die Zentraluhr weitergeleitet wird. Die Epiphyse bekommt vom SCN diese Informationen über den Grad von Helligkeit und Dunkelheit und produziert u.a. beispielsweise in Abhängigkeit von Dunkelheit das sogenannte ›Nachthormon‹ Melatonin.
Der SCN und die Epiphyse sind damit wesentlich an der direkten chronobiologischen Steuerung beteiligt.

Neben seiner Interaktion mit der Außenwelt durch das ›Sehen‹, ist das Auge »in seinen Wahrnehmungsqualitäten [...] tagesrhythmischen Veränderungen unterworfen, [bei de-

116   Die Halbwertszeit (in der sich die Menge einer Substanz um die Hälfte reduziert) des Melatonins im Blut beträgt etwa 40-50 Minuten.

nen] Rückkopplungsmechanismen zwischen dem Auge, dem SCN und der Zirbeldrüse [...] diese Veränderungen sowohl durch nervale Informationen als auch durch neuroendokrine Veränderungen«[117] steuern. Intensität und Farbverteilung des Lichts unterscheiden sich im Tages- und Jahresverlauf, und der Organismus des Menschen stellt sich - evolutionär bedingt - sowohl auf die Tages- und Jahreszeit als auch auf die Aufgaben ein, die von den Organen bezüglich der circadianen und circannualen Rhythmen - altersabhänig - zu leisten sind (Abb. 11 und 12).

Darüber hinaus ist auch kognitiv eine ›zeitliche‹ Orientierung möglich.[118] Während der Mensch in seiner evolutionären Entwicklungszeit auf das natürliche Licht von Sonne und Mond angewiesen war und in der Dunkelheit nur das Feuer zur Verfügung hatte, lässt sich heute durch künstliches Licht der soziale Tag in die Nacht hinein verschieben. Nur selten ist es draußen ›natürlich‹ dunkel[119] - »more light pollution during the night«[120] verstärkt sich.

117   Lotze, S. 13.

118   »Erst im Alter von 10-12 Jahren ist der gesunde Mensch in der Regel dann zeitlich orientiert und kann die Tageszeit und andere kalendarische Daten mit einer Abweichung von circa ein bis zwei Tagen richtig angeben« (Meding, 2014, S. 83). Im fortgeschrittenen Alter schwindet diese erlernte zeitliche Orientierung dann wieder aufgrund der reduzierten Hell-Dunkel-Signale, die das Auge empfangen kann, da sich die Linse eintrübt (Grauschleier).

119   Durch die Weltraumflüge ist die sogenannte ›Lichtverschmutzung‹ gut erkennbar: Nur wenige Bereiche auf der Erde sind davon verschont.

120   Roenneberg et al., 2012, S. 941.

Dadurch, dass sich der Wechsel von Hell und Dunkel innerhalb von ungefähr 24 Stunden periodisch wiederholt, folgen alle physiologischen Funktionen des Menschen circadianen Rhythmen. In diese sind wiederum solche mit einer ultradianen Periodik eingebunden: Für die Steuerung bei der Nahrungsaufnahme,[121] bei ›Langeweile‹ oder bei ›Untätigkeit‹[122] sowie bei Krankheiten[123] betragen sie ungefähr 4 Stunden.

Die Zentraluhr steuert somit - unter dem Einfluss der Helligkeits- und Farbwerte des Lichts aus der Umwelt - die chronobiologischen Rhythmen im Organismus.

Für die Intensität der Helligkeit ist das natürliche Tageslicht maßgebend, das selbst an dunklen Wintertagen ein Vielfaches der künstlichen Lichtquellen beträgt, die im Innenbereich selten 400 Lux übersteigen.[124] Tageslicht hingegen hat eine

121 Säuglinge benötigen für ihren Stoffwechsel circa alle 3,5-4 Stunden eine Nahrungsaufnahme. Bis zum Erwachsenenalter vergrößert sich der Abstand zwischen den einzelnen Mahlzeiten auf 5-6 Stunden. Bei Krankheiten und im Alter verkürzen sich diese Rhythmen wieder, wobei die aufgenommene Nahrungsmenge jeweils reduziert ist.

122 Arbeitslosigkeit oder chronische Erkankungen können beispielsweise dazu führen, dass eine durchaus vorher praktizierte Tagesstruktur verloren geht und zu zunehmender sogenannter Antriebslosigkeit - Untätigkeit - führt.

123 Kranke zeigen grundsätzlich kürzere Rhythmen und zwar umso deutlicher, je kränker sie sind, nämlich im 12-, 8- oder sogar 4-Stunden-Wechsel. Bei Krankheiten verschieben sich die Rhythmen innerhalb der Tagesstruktur: Alle Energie wird vom Organismus für das Gesundwerden benötigt, so dass auch das Essen i.d.R. unterbleibt, das ebenfalls Energie sowohl für den Essvorgang als auch für die Verdauung benötigt.

124 Roenneberg et al., 2012, S. 941; vgl. Weinert, 2008.

Beleuchtungsstärke[125] von mindestens 1500 Lux - selbst an bewölkten Wintertagen - wogegen das volle Sonnenlicht eine Helligkeit von 100.000 Lux und mehr erreichen kann.

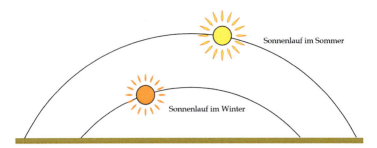

Abb. 11: Der Sonnenverlauf im Sommer und im Winter. Der untere Verlauf zeigt die Wintersonne, der obere die Sommersonne im Tagesverlauf, die mit ihrem unterschiedlichen Stand über dem Horizont ein jeweils unterschiedliches Farbspektrum bei der Lichtbrechung erzeugen. Auch die Helligkeit beträgt durch die Position der Sonne im Sommer ein Vielfaches von der im Winter erreichbaren.

Der zunehmend häufige Aufenthalt von ›Groß und Klein‹ in Innenbereichen bedeutet einerseits eine reduzierte Zeit im Freien bei Tageslicht,[126] und andererseits sind die Außenbereiche in der Dunkelheit hell erleuchtet: Das sind nur zwei der diversen Faktoren, die zur Desynchronisation der inneren Uhren führen. Tatsächlich benötigen sie zur Synchronisation ihrer Rhythmen einen klaren, eindeutigen Wechsel von Hell und Dunkel.[127]

125   Die Beleuchtungsstärke [Lux] ist das definierte Maß für den Lichtstrom, der auf die Fläche eines Körpers oder Raumes trifft.

126   Selbst an einem diesigen, wolkenverhangenen Wintertag, ist das Tageslicht deutlich höher, als die hellste Raumbeleuchtung.

127   Fehlt dieser eindeutige Wechsel, sind jeweils nur kurzfristige Korrekturen zur Anpassung möglich, die mit einem hohen Energieaufwand verbunden sind.

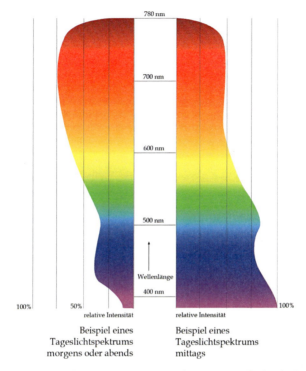

780 nm

700 nm

600 nm

500 nm

Wellenlänge

400 nm

100% 50%   100%

relative Intensität   relative Intensität

Beispiel eines
Tageslichtspektrums
morgens oder abends

Beispiel eines
Tageslichtspektrums
mittags

Abb. 12: Beispiel für ein Tageslichtspektrum im Vergleich der Tageszeit. Das Lichtspektrum morgens und abends unterscheidet sich von dem in der Mittagszeit deutlich durch die Anteile von Rot zu Blau. Trifft nun zusätzliches künstliches blaues Licht auf die Retina, ist der Einfluss umso geringer, je höher der Blauanteil des natürlichen Lichtes ist.

Beeinträchtigt wird eine erfolgreiche Synchronisation dieser Rhythmen zudem durch das ›Blaue Licht‹ von PC, Mac, Tablet, Smartphone, Fernseher und - nach dem ›Aus‹ für die Glühlampen - aus den Beleuchtungskörpern des Innen- und Außenbereichs: Es signalisiert dem SCN, dass es Tag ist - denn kennzeichnend für ›Tageslicht‹ ist der hohe Blauanteil im Lichtspektrum.

Die Wirkung eines Reizes ist generell vom Zeitpunkt abhängig, in dem der Zeitgeber den Oszillator erreicht: »Die innere Uhr [reagiert] während des inneren Tages nicht oder sehr schwach auf Lichtreize, zu Beginn der inneren Nacht wird sie bei Lichtsimulation nachgestellt, und gegen Ende der inneren Nacht stellt sich die innere Uhr durch einen Lichtreiz vor.«[128]

Das bedeutet, dass die Einwirkung auf den SCN durch das künstliche ›blaue Licht‹ tagsüber zwar eine Orientierung des Organismus an die Tageszeit erschwert, am Abend jedoch wird die Produktion des Schlafhormons Melatonin verschoben oder gar unterdrückt: Dies wirkt sich sowohl auf die Qualität und Quantität des Schlafs als auch auf andere circadiane Rhythmen im Organismus aus [▶ Box 11].

Bei auftretenden Phasenverschiebungen oder Periodenänderungen der inneren oder äußeren Bedingungen können sich einige organismische Rhythmen - für eine begrenzte Dauer - relativ schnell an Herausforderungen anpassen, andere sind träge und benötigen mehr Zeit für eine Umstellung.

Das innere Feed-Back-System reguliert ihre Synchronisation dann möglichst innerhalb der sich täglich wiederholenden Periodik,[129] sofern es die Rahmenbedingungen zulassen.

128 Wirz-Justice & Roenneberg, S. 205.

129 Bekannt ist in diesem Zusammenhang der sogenannte Jetlag, bei dem sich die Anpassung an den Hell-Dunkel-Rhythmus schneller vollzieht als bei anderen endogenen Rhythmen, die eine längere Umstellungszeit benötigen. Die Synchronisation der inneren Uhren braucht beispielsweise circa einen Tag pro Zeitzone bei einem Flug nach Westen. In die Gegenrichtung dauert diese Synchronisation länger.

Box 11: Definition zeitbezogener Rhythmen

Im Organismus sind Rhythmen unterschiedlicher Periodik so aufeinander abzustimmen, dass die Funktionen ihrer Systeme im Zusammenspiel gewährleistet sind.

■ Rhythmen, die sich regelmäßig alle 24 Stunden wiederholen - wie beispielsweise die Temperatursteuerung im Organismus - werden als circadian (›circa‹, lat. ungefähr; ›dies‹, lat.: Tag) bezeichnet.

■ Rhythmen von wenigen Stunden sind ultradian (ultra, lat.: über), da ihre Frequenz über der circadianen liegt. Hierzu zählen beispielsweise Essen und Trinken, Funktionen der Blase und die anderer innerer Organe wie beim Blutdruck, das ›Feuern‹ der Nervenzellen, u.a.

■ Rhythmen, die länger als 24 Stunden dauern, sind infradian (infra, lat.: unter), ihre Frequenz liegt unter der circadianen. Infradiane Rhythmen haben häufig spezifischere Namen:

→ circaseptan ist ein 7-Tage-Rhythmus, der bei verschiedenen Krankheiten zu finden ist: vor allem bei Infektionen mit Fieber oder die Immunreaktion bei Transplantationen;
→ circalunar bezeichnet Rhythmen, die dem des Mondes (luna, lat.: Mond) folgen, wie der Menstruationszyklus der Frau;
→ circannual (annus, lat.: Jahr) sind beispielsweise die Stimmungs- und Leistungsveränderungen in Abhängigkeit von Jahreszeiten sowie auch der Zyklus von Gewebeveränderungen.

Wer beispielsweise später ins Bett geht, als es ›seiner Norm‹-entspricht oder lange wach liegt, wundert sich vielleicht darüber, dass der Aufwachzeitpunkt ähnlich ist, wie der bei gewohnter Schlafenszeit: Die inneren Uhren folgen ihrem Rhythmus und sind auf den Zeitpunkt des Wachwerdens quasi programmiert. Dadurch, dass die Nacht in einer solchen Situation verkürzt wird, können viele innere Uhren ihren Rhythmus beibehalten.[130] Die Synchronisation bleibt weitgehend in vielen Systemen erhalten.

Sofern es sich bei einer verkürzten Nachtruhe um eine Ausnahme handelt, werden die internen Rhythmen mit eigenen Methoden eine baldige, stabile Synchronisation anstreben, die ihrem ›organismischen Überlebensprogramm‹ folgt.[131]
Die Folgen einer reduzierten Regenerationszeit im Schlaf sind durch eingeschränkte Energie im Wachsein am folgenden Tag - oder auch langfristiger - spürbar.[132]

130   Das Beibehalten des eigenen Rhythmus' einer Vielzahl von inneren Uhren ist ökonomisch sinnvoll, da jede Veränderung eine weitere Regulierung in anderen Steuerungssystemen zur Folge hätte und mit einem hohen Energieaufwand verbunden wäre. Zudem ist bei einer Umstellung mit einem Leistungsverlust bis zur vollzogenen Synchronisation zu rechnen, die das Überleben des Organismus gefährdet.

131   Eine subjektive Befindlichkeit ist für das Überlebensprogramm des Organismus ohne Belang.

132   Während in den ersten Lebensjahren die Regeneration des Organismus bei geringfügiger Abweichung von der Balance, bereits durch den Mittagsschlaf erfolgen kann, verlängert sich der Erholungsprozess mit zunehmendem Alter auf mehrere Nächte. Erschwerend kommt auch, unabhängig vom Alter, eine geringe oder gar fehlende Energiereserve hinzu, die durch eine energieintensive Lebensart in unserer Gesellschaft bedingt ist.

Es besteht ein komplexes Netz von Wechselwirkungen, die sich mehrdimensional beeinflussen und die als permanente Anpassung innerer Zustände an äußere Herausforderungen vom Organismus autonom zu leisten sind. Dabei haben die suprachiasmatischen Kerne als Zentraluhr im Wesentlichen vier Aufgaben: die inneren Uhren aufeinander abzustimmen, den Rhythmus des Organismus mit dem der Außenwelt zu synchronisieren, Störungen von außen in ihrer Wirkung zu minimieren und kommende Ereignisse vorzubereiten - denn die innere Uhr ›weiß‹ beispielsweise, wann morgens der Zeitpunkt zum Aufstehen ist und trifft im Organismus die entsprechenden Vorbereitungen.

Rahmenbedingungen wie eine regelmäßige ›Ins-Bett-Gehen-‹ und ›Aufstehen-Zeit‹, die sich an den jeweiligen Entwicklungszyklen des Menschen und dem Hell-Dunkel-Wechsel der Natur orientieren, sind daher von Vorteil: Die inneren Uhren können dann ihrem gewohnten Schlaf-Wach-Rhythmus folgen, in dem sie kleine Abweichungen von der Synchronisation[133] korrigieren, und sie sind auf die organismischen und leistungsbezogenen Aufgaben der Wachphase gut vorbereitet.

Mit den zunehmend sich verändernden Lebensgewohnheiten in unserer Gesellschaft, bei denen den Wachphasen mit vielen Aktivitäten ein hoher Wert beigemessen wird, entsteht jedoch ein subjektiver Konflikt zwischen den kognitiven und emotionalen Wünschen einerseits und der physischer Erfordernis

---

133   Leben ist ein immerwährender Prozess der Veränderungen, auf die sich der Organismus einzustellen hat, um sein Überleben - die 4-F - zu sichern.

aus der evolutionären Entwicklung[134] des Menschen andererseits. Sind biologische Rhythmen beispielsweise auf Schlaf eingestellt, während im sozialen Umfeld des Individuums attrative Reize auftauchen, bilden sich subjektive Prioritäten.[135]

Bereits ein Kleinkind im Alter von 2-3 Jahren ist in der Lage, seine Energie für das Wachbleiben einzusetzen, da es gerne ›Dabeisein‹ möchte, obwohl es ihm vielleicht nur mit Anstrengung und unter Aufbietung seiner Energiereseven gelingt.[136]
Je älter ein Mensch ist, desto mehr verfügt er für diese organismische Anstrengung über bestimmte individuelle Techniken, die den Prozess des ›Wachbleiben-Wollens‹ erleichtern. Er mobilisiert seine Energie - fehlt diese, schläft er selbst in unbequemen Positionen und Situationen ein.
Bekannt ist bei Erwachsenen der sogenannte ›Sekundenschlaf‹ beim Autofahren, bei dem sogar die Erinnerung daran fehlen kann, eingeschlafen zu sein. Kinder schlafen während ihres Spiels oder auch beim Essen von ›jetzt-auf-gleich‹ ein. Bei älteren Menschen ist zu beobachten, dass sie im Sitzen kurz ›wegnicken‹ obwohl sie eigentlich gerade noch aktiv waren.

134 Alle Lebewesen folgen dem Hell-Dunkel-Wechsel und den Jahreszeiten der Natur. Je nachdem ob sie tag- oder nachtaktiv sind, dient die verbleibende Zeit im Gegenpol der Regeneration.

135 Es gibt Situationen, in denen es wichtiger ist, sich in seinem Verhalten der Gruppe anzuschließen, als seinem eigenen Schlaf-Wach-Rhythmus zu folgen.

136 Mit ca. 2,5 Jahren stellt sich die Fähigkeit ein, sich für etwas ›bewusst‹ einzusetzen und seine ›Wirkmacht‹ zu erproben.

Schlaf-Wach-Rhythmus

Ein gut balancierter Rhythmus zwischen Wachen und Schlafen ist von der Schlafdauer zu bestimmten Schlafzeiten im 24-Stunden-Verlauf ebenso abhängig wie von den Schlafphasen, in denen die ihnen zugeordneten Prozesse ablaufen.

Bei einer Disbalance der Rhythmen entsteht ein mehr oder weniger großes Ungleichgewicht in der Energiebilanz[137] des Organismus, die sowohl die Schlaf- als auch die Wachqualität unmittelbar reduziert.

Während ein kurzfristiges Ignorieren dieser aufeinander bezogenen Voraussetzungen für die organismische Synchronisation relativ[138] schnell korrigiert werden kann, führt ein langfristiges zu diversen Beeinträchtigungen im Befinden: Zu ihnen zählen recht bald Einschlaf- und Durchschlafschwierigkeiten, die eine Regeneration zunehmend negatv beeinflussen, und die quasi in einen sogenannten ›Teufelskreis‹ komplexer Schlafstörungen führen können.

137 Die sogenannte Energiebalance bezeichnet das Gleichgewicht von Energie-Verbrauch zu Energie-Gewinn. Der Verbrauch kann in vielen Alltagssituationen reduziert werden und der Gewinn wird durch Nahrungsaufnahme, adäquates Verhalten im Rhythmus des 24-Stunden-Tages und genügend Schlaf zur rechten Zeit, erzeugt.

138 Je älter der Mensch ist, desto länger benötigt er für die Synchronisation seiner chronobiologischen Rhythmen - wobei die individuellen Rahmenbedingungen diesen Prozess etwas erleichtern, jedoch auch erheblich verzögern können.

Schlafdauer und Schlafzeiten

Die Dauer des Schlafs und seine Verteilung im 24-Stunden-Verlauf, ist von mehreren Faktoren abhängig: Hierzu zählt der sogenannte ›homöostatische Schlafdruck‹[139] des Menschen ebenso wie sein individueller Chronotyp und sein jeweiliger Entwicklungszyklus.[140]

Der ›homöostatische Schlafdruck‹

Die Energie im Wachen reicht selbst bei Abwesenheit spezieller Aufgaben, die vom Organismus zusätzlich zu leisten wären, nur für begrenzte Zeiträume, bevor sie durch Schlafen wieder zu regenerieren ist. »Die Balance von Wachen und Schlafen hängt nicht nur davon ab, wie lange unser Gehirn wach war, sondern auch davon, wie viel wir unser Gehirn benutzt haben.«[141] Experimente, in denen die Forscher nur eine Körperseite stimulieren, während die Stimulationen der anderen Seite unterdrückt wird, zeigen, dass ›die‹ Gehirnhälfte anschließend ›tiefer‹ schläft, die die stimulierte Körperseite

139 Ein Teil des Mechanismus, »der auf Schlafdruck reagiert und ihn auch reguliert, [könnte durch die Substanz Adenosin erfolgen]. Adenosin baut sich im Wachzustand auf und nimmt während des Schlafs ab« (Roenneberg, 2019, S. 164).

140 Als Entwicklungszyklus ist der Zeitrahmen definiert, in dem das Gehirn für die Vernetzung bestimmter grundlegender Fähigkeiten - wie für sämtliche Sinneswahrnehmungen und Bewegungsabläufe - bereit ist. Siehe nochmals: Abb. 5, Seite 40.

141 Ebd., S. 161.

repräsentiert.[142] Die Quantität wird demnach von den zu bewältigenden Herausforderungen, die an den Organismus von innen und außen gestellt werden, beeinflusst.

Im Wachzustand baut sich so immer ein mehr oder weniger hoher sogenannter ›homöostatischer Schlafdruck‹ auf, der im Schlaf abzubauen oder zumindest zu reduzieren ist. Dieser »hat Merkmale von Schmerz«[143] und ist damit ein akutes Warnsignal für Schlafmangel: Seine Symptome zeigen sich beispielsweise in schmerzenden Augen und Gliedmaßen. Bereits vor dem Auftreten von Schmerzen lassen sich bei Erwachsenen vielfältige Signale für ein Schlafdefizit beobachten: Das ›Genervtsein‹ und ›Ausrasten‹ bei Geringfügigkeiten, Schwierigkeiten bei der Wortfindung, der Artikulation und beim Zuhören, sind wie Vergesslichkeit, Erinnerungsfähigkeit und Konzentration, in der kognitiven Hirntätigkeit reduziert. Körperliche Begleiterscheinungen zeigen sich beispielsweise in Gleichgewichtsstörungen, Schwindel und darin, dass ›Dinge‹ umgestoßen oder angerempelt werden [▶ Box 12]. Der gesamte organismische ›Schlafbedarf‹[144] verringert sich im Lebensverlauf anfangs rasch, dann langsamer werdend, von durchschnittlich circa 16 Stunden bei der Geburt auf letztlich ungefähr 8 Stunden bei Erwachsenen wie die Tabelle [1] beispielhaft zeigt.

142 Das Experiment wurde an »Tieren (von Ratte bis Mensch)« (Roenneberg, 2019, S. 161-162) durchgeführt.

143 Ebd., S. 165.

144 Roenneberg sieht den Begriff ›Schlafbedarf‹ kritisch, da sich die Frage stellt, ob dieser adäquat messbar ist, und verschiedene Studien unterschiedliche Ergebnisse zeigen: Insofern dient die Schlafdauer als Anhaltspunkt für den sogenannten ›Bedarf‹ (ebd., S. 260).

Box 12: *Verhinderung bestimmter Schlaf-phasen[1] und Schlafentzug*

Der in den fünfziger Jahren zu Forschungszwecken praktizierte Schlafentzug über fünf bis zehn Tage sowie das Verhindern bestimmter Schlafphasen über einen längeren Zeitraum, führten bei den Versuchspersonen[2] zu extremen körperlichen und psychischen Einschränkungen.[3]
Sie ließen sich beispielsweise bei Wahrnehmungsprozessen der Sinnesorgane, in der Koordination und Intensität der Bewegungen sowie bei Konzentration, Denken und Sprechen beobachten: Bekannte einzelne Symptome - oder auch ihre Kombinationen - zeigten sich in Müdigkeit, in Schwierigkeiten der kognitiven Leistungen oder motorischer Koordination, in sogenannter ›Antriebslosigkeit‹ und ›Gleichgültigkeit‹ sowie in der Reduktion der ›Kontrolle‹ über emotionales und soziales Verhalten.

Die Funktionsfähigkeit der Organe bleibt bei dieser extremen Schlafreduktion - zunächst - erhalten: Das Gehirn steuert vorrangig die lebenserhaltenden Funktionen - die der Leistungserbringung werden entsprechend reduziert. Bei langandauerndem Schlafdefizit oder Schlafstörungen sind dann u.U. auch Organfunktionen betroffen wie beispielsweise das Herz-Kreislauf- oder das Verdauungssystem.
Die entsprechenden Experiment, die in unterschiedlichen Variationen durchgeführt und vielfach abgebrochen wurden, gelten heute als medizinisch bedenklich und aus ethischen Gründen als unvertretbar.

1 Siehe hierzu: ›Die Schlafstadien‹ ab Seite 122.

2 Die Versuchspersonen waren Soldaten oder Inhaftierte, denen Vorteile in Aussicht gestellt wurden.

3 Schlafentzug wird als Foltermethode eingesetzt

Im Alter von vier Jahren hat sich der Gesamtschlaf, der sich auf Nacht und Tag verteilt, bereits auf weniger als 12 Stunden reduziert. Mit zehn Jahren beträgt er durchschnittlich unter 10 Stunden, wobei mit ungefähr sechs Jahren der Mittagsschlaf wegfällt.[145]

Jugendliche schlafen häufig weniger als Erwachsene, doch ist das wohl ihrem Schlaf-Wach-Rhythmus geschuldet, der sich konträr zum Schul-, Lehr- und Universitätsalltag verhält und damit leicht zum Schlafmangel führt. Im Lebensverlauf der Erwachsenen »zeigt die durchschnittliche Schlafdauer nur noch einen sehr flachen Rückgang«[146] bis zum durchschnittlichen Rentenalter mit 7 Stunden und 15 Minuten. Im Ruhestand erhöht sie sich dann wieder auf 7 Stunden und 30 Minuten.[147]

Bei zu wenig Schlaf, gemessen an dem individuellen persönlichen Bedarf, »könnten [wir] sogar in unserer Wachzeit so ineffektiv werden, dass wir noch länger aufbleiben müssten, und deshalb noch weniger schlafen würden: Diese Situation würde uns in eine negative Spirale hineinziehen«[148], und es ist sehr schwer, diesem sogenannten ›Teufelskreis‹ zu entkommen. Neben den Symptomen, die sich in der Wachqualität zeigen, sind zudem ›die‹ Funktionen, die im Wesentlichen im

145   Schlarb, S. 216-218. Inzwischen ist zu beobachten, dass Schulkinder der ersten Klassen mittags gerne schlafen wollen.

146   Roenneberg, 2019, S. 260.

147   Roenneberg fragt sich, »ob die Änderungen der Schlafdauer nach Abschluss [der] Entwicklung mehr von biologischen oder sozialen Faktoren beeinflusst werden« (ebd., S. 260).

148   Ebd., S. 176.

Stunden	unter 1 Jahr	bis 3 Jahre	mit 4 Jahren	ab 6 Jahren	mit 10 Jahren	ab Pubertät	mit 18 Jahren	Erwachsen	Alter
24									
23									
22									
21									
20									
19									
18									
17									
16									
15									
14									
13									
12									
11									
10									
9									
8									
7									
6									
5									
4									
3									
2									
1									

■	Wachsein mit Aktivitäten und Ruhephasen
■	Schlaf: mit sich verändernden Zyklen, die zudem von unterschiedlicher Dauer sein können
■	Schlaf mit deutlich zu identifizierenden Schlafzyklen, deren Dauer sich zunehmend stabilisiert
■	variable Schlafdauer, je nach Chronotyp und individuellen Lerninhalten
■	Schlafdefizit, das sich aus der individuellen und gesellschaftlichen Lebensart ergeben und durch den Chronotyp verstärkt werden kann.

Tabelle 1: Schlafdauer im Lebensverlauf: Die am Schlafbedarf orientierte Schlafdauer verändert sich von etwa 16 Stunden nach der Geburt auf letztlich ungefähr 8 Stunden ab der Pubertät.
Die Bedeutung der Farbzuordnung ist in der Legende aufgeführt, wobei die angegebene Dauer als Beispiel zu verstehen ist - es gibt individuelle Unterschiede durch den jeweiligen Chronotyp, durch den Entwicklungszyklus sowie den Schlafdruck.

Schlaf stattfinden, eingeschränkt: Betroffen sind hier dann die Immunreaktionen, das Wachstum, die Regeneration der Retina[149] und die Konsolidierung[150] der Lerninhalte.[151]

Für eine angemessene Effizienz im Wachzustand ist ein homöostatisches Gleichgewicht durch eine angemessene Schlafdauer mit bestimmten Schlafzeiten unabdingbar [► Box 13].

149 Ist die Retina ermüdet, sind die Informationen über die Lichtqualität fehlerhaft, die sie an den SCN sendet.

150 Konsolidierung ist die Festigung der Lerninhalte durch die Bildung, Verstärkung und Vernetzung der Neuronenbahnen im Organismus. Siehe hierzu: ›Die Gedächtnisbildung‹, S. 149.

151 Die Erinnerungsfähigkeit ist nur vorhanden, wenn das, was gerade erlebt und gedacht wird, danach konsolidiert wird.

Box 13: Reduktion von Schlaf

Experimente der Schlafforschung zeigen, dass erwachsene Versuchspersonen, die 16 Stunden in völliger Dunkelheit liegend verbringen, deutlich länger schlafen, als es ihrer üblichen Alltagssituation entspricht.

Es wurden 35 jüngere (zwischen 18 und 32 Jahren) sowie 18 ältere (zwischen 60 und 76 Jahren) Versuchspersonen über sieben Tage untersucht. Die 16 Stunden, die in völliger Dunkelheit zu verbringen waren, verteilten sich auf 12 Stunden nachts und 4 Stunden tagsüber. »Alle Teilnehmer schliefen insgesamt während der ersten 24 Stunden der verlängerten Schlafgelegenheit viel länger, als sie dies in der realen Welt taten. Die jüngeren Teilnehmer schliefen in der ersten Nacht durchschnittlich zwölf Stunden, die älteren fast zehn. [...] Nach sieben Tagen des 12+4-Schlafprogramms schliefen die jüngeren Versuchsteilnehmer durchschnittlich fast neun und die älteren zwischen sieben und acht Stunden« (Roenneberg, 2019, S. 167).

Die Menschen, die geweckt werden, bekommen zu wenig Schlaf, und sowohl ihre kognitiven als auch ihre physischen Leistungen nehmen stetig ab, ohne dass es ihnen zunächst auffällt - sie glauben subjektiv, »dass ihre Fähigkeiten auf hohem Niveau bleiben« (ebd., S. 175).

Eine chronische Schlafreduktion kann zu gesundheitlichen Beeinträchtigungen wie Stoffwechselproblemen führen, da die Homöostase langfristig gestört wird.
Im kognitiven Bereich nimmt die soziale Kompetenz ab, das Gedächtnis arbeitet weniger effizient und zuverlässig, und Neues zu lernen fällt schwer, da zur Konsolidierrung der Lerninhalte Schlaf notwendig ist.

Je nachdem, welche organismischen Prozesse für die Homöostase durchzuführen sind, werden sogar unterschiedliche Schlafzeiten oder gar Schlafphasen benötigt[152] - wobei das Gehirn autonom den lebenserhaltenden Massnahmen den Vorrang einräumt und andere ›Baustellen‹ ignoriert.

Die Chronotypen[153]

Die zwei unterschiedlichen und voneinander unabhängigen Qualitäten Schlafdauer und Schlafzeiten sind auf der individuellen Ebene vom sogenannten Chronotyp abhängig: Er bestimmt durch die genetische Basis der inneren Uhren, ob jemand ein Kurz- oder Langschläfer ist und ob er vielleicht zu den frühen oder späten Menschen gehört, die man im Sprachgebrauch als sogenannte Lerchen oder Eulen bezeichnet. »Extreme ›larks‹ wake up when extreme ›owls‹ fall asleep«[154] betrifft jedoch nur wenige Menschen - die meisten

---

152 Siehe hierzu: ›Der Schlaf-Wach-Rhythmus‹, ab Seite 97.

153 Abgeleitet vom griechischen Wort ›chronos‹ = Zeit. Als Chronotypen werden die unterschiedlichen Zeittypen bezeichnet, deren chronobiologische Rhythmen - in ihrer Dauer sowie mit Einschlaf- und Aufwachzeiten - unterschiedlichen Schlafzeiten folgen. Lange bevor die verschiedenen Chronotypen des Menschen untersucht wurden, »war bereits bekannt, dass unterschiedliche Vogelarten zu ganz bestimmten Zeiten zu singen beginnen. In Mitteleuropa [beginnt der Rotschwanz bereits vor Sonnenaufgang zu singen]; ihm folgen (in erstaunlich präzisen Abständen von etwa 5 Minuten) das Rotkehlchen, die Amsel, der Zaunkönig, der Kuckuck, die Kohlmeise, der Zilpzalp und so weiter« (Roenneberg, 2012, S. 26).

154 Roenneberg, Wirz-Justice & Merrow, S. 80.

bewegen sich irgendwo im Spektrum dazwischen.[155]

Ein Mensch, der früh wach und aktiv ist, wird in unserer - und manch anderer - Kultur positiv bewertet und als ›fleißig‹ eingeordnet: »Der frühe Vogel fängt den Wurm!« Derjenige, der erst später aufsteht, ist im Vergleich der ›Langschläfer‹, mit dem ›Faul-Sein‹ assoziiert wird. Hierbei werden früh und lang miteinander verglichen - obwohl das Gegenteil von früh spät und das von lang kurz ist! Demnach sind Kurz- von Langschläfern ebenso zu unterscheiden wie Früh- von Spätaufstehern.[156]

Praktisch bedeutet es, dass ein Mensch, der früh wach ist, durchaus lange geschlafen haben kann, und derjenige, der spät aufsteht, vielleicht nur kurz. Geht jemand sehr früh, beispielsweise um acht Uhr abends, schlafen, so ergeben sich beim Aufstehen um sechs Uhr morgens zehn ›lange‹ Stunden Schlaf! Doch wer ebenfalls um sechs Uhr früh aufsteht, ist vielleicht erst gegen 24 Uhr ins Bett gegangen und hat folglich mit sechs Stunden nur ›kurz‹ geschlafen.[157]

---

155 Die Rhythmen verschieben sich dann, je nach Intensität des Chronotyps, auf frühere (Lerche) oder spätere (Eule) Zeiten im Tagesverlauf, im Vergleich zu ›Normal‹ (Taube).

156 Bis vor ungefähr 200 Jahren waren die Menschen bei ihren Tätigkeiten auf das Tageslicht angewiesen. Das frühe Aufstehen brachte gegenüber späterem einen ökonomischen Vorteil bei der Konkurrenz um Ressourcen. Mit der Industrialisierung und unterschiedlichen Arbeitszeiten der Menschen war es dann wichtiger, sich flexibel an sogenannte ›Nischen‹ anzupassen.

157 Um unterschiedliche Schlafzeiten miteinander vergleichen zu können, ist die sogenannte ›Schlafmitte‹ relevant, mit der der jeweilige Chronotyp - sowohl unabhängig von Einschlaf- und Aufwachzeit als auch von der Schlafdauer an sich - bestimmt werden kann.

Sich als Individuum mit seinen chronobiologischen Rhythmen auf den Rhythmus der Gruppe einzustellen, ist in einem Spektrum von einer Stunde - besonders bei regelmäßigen Tagesstrukturen - leicht, da der eigene Rhythmus nur ›ungefähr‹ 24 Stunden beträgt und sich innerhalb einer kleinen Abweichung flexibel anpassen kann. So folgen die inneren Uhren altersabhängig - je nach ihrem individuellen Chronotyp - einerseits ihrem ganz eigenen Rhythmus, andererseits können sie von Zeitgebern gruppenkonform innerhalb einer geringen Varianzbreite verstellt werden. Die sogenannten ›normalen‹ Schläfer - die Mehrzahl in unserer Gesellschaft - haben ihre höchste Aktivität am Vormittag und dann nochmals, etwas geringer, nachmittags. Je früher ein Mensch in seinem chronobiologischen Rhythmus - unabhängig von der individuellen Schlafdauer - ist, desto früher ist sein Aktivitätshoch vormittags und er wird abends früher schlafen wollen als die Späten. Diese sind erst am Nachmittag in ihrem Energiehoch, das bis in den späten Abend oder gar in die Nacht hinein reicht: Ihr sogenanntes Schlaftor[158] öffnet sich erst gegen Mitternacht oder noch später.

Der Chronotyp - für den Wissenschaftler zudem einen zusätzlichen geschlechtsspezifischen Einfluss auf die chronobiologischen Rhythmen vermuten - entscheidet im Tagesrhythmus über die Hoch- und Tiefzeiten bei den diversen Aktivitäten auf psychischer und physischer Ebene.

---

158 Mit ›Schlaftor‹ wird der Zeitbereich im eigenen Rhythmus benannt, in dem das Einschlafen leicht ist, und es ist abhängig vom Rhythmus der Schlafphasen.

Diejenigen mit einem frühen Chronotyp bleiben durch gesellschaftliche Anlässe durchaus länger auf, als es ihnen entspricht - sie schlafen zu wenig, wenn sie morgens früh aufwachen. Spätere Chronotypen werden meist morgens durch den Wecker geweckt - auch sie bekommen zu wenig Schlaf, da er abgebrochen wird. Selbst beim Wachwerden ohne Wecker, stellt sich ihr Rhythmus auf den frühen Termin ein - sofern regelmäßig praktiziert - und folgt damit dem der Gruppe, anstatt dem eigenen.

Bei der heute praktizierten Lebensweise in unserer Gesellschaft liegt die Vermutung nahe, dass die Menschen jeglichen Alters weniger Schlaf bekommen, als sie eigentlich für ihre Homöostase und die Konsolidierung neuer ›Erfahrungen‹ benötigen.[159]
Zunehmend ist zu beobachten, dass selbst Kinder unter sechs Jahren tagsüber ohne Mittagsschlaf auszukommen haben: Sie werden wach gehalten, manche Eltern verbieten ihn, damit ihr Kind abends früher ›Ins-Bett-Geht‹, und in den Tageseinrichtungen fehlen vielerorts die Schlafmöglichkeiten für Kinder über drei Jahren. Tatsächlich benötigt jedoch gerade auch diese Altersgruppe den regelmäßigen Tagschlaf dringend, da die Energie in kürzeren Sequenzen zu regenerieren ist und bestimmte Lerninhalte den Schlaf unmittelbar nach dem Üben benötigen, wie im Abschnitt zur Gedächtnisbildung ausgeführt wird.

---

159 Stolz wird täglich über die geringe Schlafzeit berichtet. Wie bei einem Wettkampf scheint das Ziel in der weiteren Reduzierung der Nachtruhe zu bestehen.

Jeder Mensch, der geweckt wird, unterbricht die organismischen Funktionen, die im Schlaf ablaufen - gleichgültig ob durch den Wecker oder durch ›liebevolle‹ Ansprache. Das Gehirn ist dann einerseits außerstande, sämtliche notwendigen ›Wartungsarbeiten‹ im Rahmen der Homöostase durchzuführen - mit langfristig entstehenden hohen ›organismischen Kosten‹ -, andererseits sind die neuronalen Vernetzungen der täglichen Erlebnisse und Erfahrungen zumindest gestört, und die Erinnerungsfähigkeit ist, je nach Lebensalter, reduziert.

Gleichzeitig baut sich so ein Schlafmangel auf. Dieses, sich bei Vielen in der Arbeits- oder Schulwoche bildende Schlafdefizit, wird gern am Wochenende oder zu anderen ›freien‹ Zeiten durch längeres Schlafen korrigiert: Hierbei ist jedoch zwischen endlich ›Ausschlafen‹ und ›Wiedereinschlafen‹ zu unterscheiden. Wird die ›Im-Bett-Bleiben-Zeit‹ beispielsweise so lange ausgedehnt, bis ein Wiedereinschlafen[160] irgendwann gelingt - obwohl der Organismus ›Wach‹ signalisiert[161] - führt es zur Entmischung anderer organismischer Rhythmen.[162] Und anstatt sich nach diesem ›Nachholschlaf‹ besonders frisch und ausgeruht zu fühlen, ist die Energie für den Rest des Tages deutlich reduziert.

160 Eltern fordern ihre sehr wachen und aktiven Kinder auf, wieder ins Bett zu gehen und noch etwas zu schlafen, da es zum Aufstehen noch zu früh sei. Doch Kinder haben einen anderen Schlaf-Wach-Rhythmus als Erwachsene: Ihr Tag hat längst begonnen: je jünger, desto früher!

161 Zur Erinnerung: Der Organismus stellt sich mit seinen chronobiologischen Rhythmen auf eine bestimmte Aufstehzeit ein, so dass alle Funktionen für die Wachphase vorbereitet sind.

162 Zur Erinnerung: Verschiebt sich das Schlafen auf später als gewohnt, verkürzt die neuronale Steuerung die Schlafzeit und beendet die Nachtruhe zur üblichen Aufstehzeit.

Entsteht eine Differenz zwischen dem individuellen Schlafbedarf gemäß der eigenen Körperuhr und der praktizierten
Schlafdauer sowie Schlafzeit, die sich den gesellschaftlichen
Rahmenbedingungen anpasst - verschiebt sich also der individuelle Rhythmus um eine Stunde oder mehr zu ihren chronobiologischen Rhythmen -, so entsteht eine vergleichbare Situation »of traveling across several time zones to the West on
Friday evenings and ›flying‹ back on Monday mornings.«[163]
Das bedeutet für den Organismus die gleiche Wirkung wie
bei einem Interkontinentalflug, bei dem Zeitzonen überflogen
werden. Wissenschaftlich wird diese Situation als ›social jetlag [SJL]‹[164] bezeichnet: Benötigt das Gehirn für eine Zeitzo-
nenverschiebung von einer Stunde einen ganzen Tag, um die
Balance wieder herzustellen, so verhält es sich beim sozialen
Jetlag ebenso: Eine Stunde Verschiebung ist frühestens nach
einem Tag wieder relativ balanciert.

Schlaf lässt sich nie einfach ›nachholen‹![165] Die Funktionen im
Organismus sind bis zur allmählichen Wiederherstellung der
gesamten chronobiologischen Rhythmen - die das Gehirn autonom steuert - nur eingeschränkt leistungsfähig.

163   Roenneberg et al., 2012, S. 942.

164   Der Begriff des social jetlag (SJL) wurde von Roenneberg 2006 eingeführt und gibt »den Unterschied zwischen der
Schlafmitte an Arbeitstagen und der an freien Tagen [an]. Insofern sagt SJL etwas darüber aus, wie sehr wir uns an Arbeitstagen von unserer biologischen Zeit entfernen, wenn wir uns [...]
arrangieren müssen« (Roenneberg, 2019, S. 176-177).

165   Das Gehirn wird, sobald eine Disbalance der chronobiologischen Rhythmen im Organismus eintritt, autonom damit
beginnen, diese möglichst schnell wieder zu synchronisieren.

Je nachdem, wie lange und wie intensiv sich ein Schlafdefizit gebildet hat - und wie gravierend die damit verbundenen Verschiebungen diverser chronobiologischer Rhythmen sind - kann eine Regeneration durchaus Wochen, Monate, selbst Jahre dauern, sofern sie überhaupt gelingt.[166]

Um den Prozess zur Balance der Rhythmen zu unterstützen, gilt es, die täglichen Herausforderungen an den Organismus zu reduzieren und Rahmenbedingungen zu schaffen, die sowohl einen Tag-Rhythmus als auch einen Tag-Nacht-Rhythmus ermöglichen.[167] Sinnvoll ist dabei in jedem Lebensalter ein Mittagsschlaf: Er dient - auch wenn der Mensch theoretisch i.d.R. ab dem sechsten Lebensjahr auch ohne auskommen kann[168] - allgemein der täglichen Regeneration der Energiereserven, sorgt für einen ausgeglichenen, stabilen Tagesrhythmus im Einklang mit den chronobiologischen Rhythmen und erleichtert dem Organismus die Synchronisa-

166   Im Bereich der Schichtarbeit, die über Jahre oder gar Jahrzehnte praktiziert wird, ist diese Entmischung der chronobiologischen Rhythmen - wie diverse Untersuchungen zeigen - vielleicht sogar unumkehrbar.

167   Als Herausforderungen an den Organismus können, neben einer alters- und entwicklungsabhängigen zu geringen Schlafdauer und -qualität, diverse Reize eingeordnet werden: Soziale Interventionen, künstliches Licht, Essen, Tagesstrukturen, u.a., die in Band 2 in ihrem Einfluss thematisiert werden.

168   Studien zeigen, dass bereits ein kurzer Mittagsschlaf, ein sogenannter Nap von 20-30 Minuten bei Erwachsenen, die Wachqualität nachmittags deutlich steigert und die Leistungskurve höher ist, als ohne:»napping in the afternoon may in fact be an inherent part of our natural sleep-wake cycle« (Mednick & Drummond, S. 259). Manche Firmen nutzen diese wissenschaftlichen Erkenntnisse, indem sie ihren Mitarbeitern die Möglichkeit für einen Nap einräumen.

tion, sofern die innere Balance verloren wurde.[169] Je älter der Mensch ist, desto länger wird er nach einer verkürzten Schlafzeit benötigen, bis seine Homöostase wieder erreicht ist.[170] Bei Kindern unter sechs Jahren, gelingt es vielleicht schon mit einem ›verlängerten‹ Mittagsschlaf - der Tagsschlaf an sich, ist für die Gedächtnisbildung bei Kindern unter sechs Jahren hingegen notwendig! Die Wahrscheinlichkeit für eine hohe Schlafqualität steigt mit der Übereinstimmung des Schlafens im individuellen Schlaffenster, das durch das Schlaftor und die erforderliche Schlafdauer bestimmt ist. Überlegenswert ist sicher, ob der Tagesrhythmus mit der privaten und beruflichen Aufgabenverteilung an den eigenen Chronotyp weitestgehend angepasst werden kann: Hilfreich bei diesen Überlegungen ist es zu wissen, dass es für frühe Chronotypen schwer ist, zu späteren Tageszeiten wach zu sein - wobei es für die späteren leichter ist, früher am Tag Leistungen zu erbringen. Wer Interesse daran hat, seinen eigenen Chronotyp zu bestimmen, bekommt hierzu in der folgenden Box [▶ 14] eine Anleitung.

169   Bei einem chronischen Schlafdefizit - aus welchen Gründen auch immer entstanden - ist darauf zu achten, dass dieser Mittagsschlaf für Erwachsene nur ein Nap von maximal 20 Minuten ist, da es bei längerer Dauer zum sogenannten Tiefschlaf kommen kann: Dieser löst einen internen Prozess aus, um die chronobiologischen Rhythmen in ihrer Gesamtheit wieder zu synchronisieren - mit der Begleiterscheinung, dass damit in der folgenden Wachzeit nur eine eingeschränkte Energie zur Verfügung steht, bis die eingeleitete autonome gesteuerte Synchronisation der Rhythmen gelungen ist.

170   Viele bemerken bereits im dritten oder vierten Lebensjahrzehnt, dass eine Regeneration mehrere Tage dauert, und die Wachqualität eingeschränkt ist.

Box 14: Der individuelle Chronotyp

Um seinen eigenen Chronotyp (nach Roenneberg, 2019, S. 262-267) herauszufinden, ist die Schlafmitte [MS][1] ein relevantes Merkmal, bei dem die Länge des Schlafs zu vernachlässigen ist. Er lässt sich für Erwachsene an ›normal‹ verlaufenden arbeitsfreien Tagen herausfinden, bei denen das Wachwerden ohne Wecker oder Wecken - also ganz von selbst - erfolgt.
Zunächst sind die Zeiten für das Einschlafen und das Wachwerden für einen arbeitsfreien Zeitraum zu notieren: Das ›Zu-Bett-Gehen‹ und das ›Aufstehen‹ sind dabei ohne Bedeutung. Ebenfalls sind diese Zeiten an Arbeitstagen relevant, um seinen ›social jetlag‹ herauszufinden. Die Schlafmitte berechnet sich aus dem Zeitpunkt für das Einschlafen plus die Hälfte der gesamten Schlafdauer: Die Schlafmitte [MSF] wird sich voraussichtlich von der [MSW] unterscheiden. Für die durchschnittliche Schlafdauer in der Woche sind nun die sieben Nächte zunächst zu addieren und dann durch sieben zu dividieren. Da die Schlafdauer in manchen Nächten länger, in anderen kürzer sein wird, entsteht eine Schlafdifferenz zum Durchschnittswert aus einer Woche. Schläft jemand beispielsweise in den Arbeitstagen von 23^{30} bis 6^{00}, am Wochende von 24^{00} bis 9^{00}, ergibt sich mit [5 X 6,5 = 32,5 Std. + 2 X 9 = 18 Std.] eine Gesamtzeit von 50,5 Std., also durchschnittlich 7,2 Std./Tag. Während der Arbeitstage entsteht ein Defizit von 42 Minuten, an freien Tagen ein Plus von 108 Minuten/Tag. Die [MSW] beträgt im Beispiel 2:45, die [MSF] 4:30. Um den Chronotyp zu bestimmen, muss die Schlafmitte jetzt noch angepasst werden: Das tägliche Plus ist mit 54 Minuten vom [MSF] abzuziehen und ergibt dann eine tatsächliche [MS] von 3:36 Uhr und einer Schlafzeit zwischen 24:00 und 7:12 Uhr.

1 Mid-sleep - on workdays [MSW], - on free days [MSF].

Entwicklungszyklen

Im gesamten Verlauf des Lebens verändert sich der Schlaf qualitativ wie quantitativ prägnant. Er ist dabei jeweils abhängig vom zyklus-, entwicklungs- und altersabhängigen ›Reifegrad‹ in Gehirn und Körper. Während sich die Schlafzeiten und ihre Dauer je nach Entwicklungszyklus verändern, bleibt der individuelle Chronotyp an sich dabei konstant.[171]

Von der Geburt bis zum sechsten Lebensjahr

Nach der Geburt folgt der Organismus zunächst dem Rhythmus der vorgeburtlichen Zeit, indem er circa alle 3,5-4 Stunden zwischen Wachen und Schlafen wechselt. Im Alter von drei bis sechs Monaten (manchmal sind es auch bis zu acht Monate) stellt sich ein Rhythmuswechsel ein,[172] der sich durch eine längere Phase in der Nacht mit gleichzeitiger Verlängerung der Wachzeiten zeigt. Voraussetzung für diese Entwicklung ist der sich verändernde Stoffwechsel des Säuglings durch das sich in seiner Vielfalt entwickelnde Mikrobiom[173]

---

171   Im Vergleich von früh zu spät, bleiben frühe immer früher als die späten, gleichgültig in welchem Lebenszyklus sie sich befinden.

172   Der zunächst ultradiane Rhythmus, der sich in kurzen Abständen wiederholt, verändert sich zum circadianen Rhythmus, der auf einen circa 24-Stunden-Wechsel bezogen ist.

173   Als Mikrobiom bezeichnet man die Gesamtheit aller Mikroorganismen (Bakterien, Archaeen, Viren, Pilze und Protozoen), die einen Makroorganimus (Mensch, Tier, Pflanze) besiedeln. Mikrobiome beeinflussen u.a. das Immunsystem, den Stoffwechsel und das Hormonssystem ihres Wirts.

im Verdauungstrakt [▶ Box 15]. Mit der zunehmend effektiveren Verarbeitung der Nahrung durch das Mikrobiom, entsteht - über die direkte Versorgung des Organismus hinaus - ein Überschuss der daraus gewonnenen Nährstoffe, die in der Leber als Tagesreserve gespeichert werden. Aus ihr kann das Gehirn das für die organismischen Funktionen Fehlende jederzeit abrufen und Mängel unmittelbar beseitigen:[174] So ergeben sich größere Abstände bis zur nächsten Nahrungsaufnahme, die wiederum sowohl einen längeren Schlaf als auch eine längere aktive Phase ermöglichen. Für den Säugling beginnt nun - bei aller Individualität[175] - das Hineinwachsen in den Rhythmus der Gemeinschaft.[176] Gleichzeitig, mit dem Wechsel vom ultradianen zum circadianen Rhythmus, gewinnen die Zeitgeber ihren Einfluss auf die Steuerung des Organismus: Wesentlich ist von nun an - abhängig von der physiologischen und neuronalen Entwicklung - der Hell-Dunkel-Zyklus mit der Melatoninproduktion und dem korrespondierenden Rhythmus der Körperkerntemperatur, beeinflusst durch die Rahmenbedingungen des sozialen Umfeldes.

174 Die Voraussetzung für das Nutzen dieser Reserven ist ein leerer Magen: Sobald sich Nahrung im Magen befindet, ist diese erst zu verdauen und die dann ins Blut gelangenden Nährstoffe sind zunächst zu verwenden. Das Gehirn hat während der Evolution gelernt, dass die Tagesreserve viel zu kostbar ist und bei genügend hohem Nahrungsvorkommen wird sie nach 24 Stunden in eine Langzeitreserve für Mangelzeiten umgewandelt.

175 Dadurch, dass sein chronobiologischer Rhythmus mehr oder weniger als 24 Stunden beträgt, ist eine Anpassung an einen 24-Stunden-Rhythmus der Gemeinschaft möglich.

176 Um sich dem Rhythmus der Erwachsenen völlig anzupassen, bedarf es allerdings der gesamten Kindheit und der Jugendzeit.

Box 15: Das Mikrobiom

In der vorgeburtlichen Zeit ist der gesamte Verdau-
ungsbereich des Menschen steril und nimmt durch die
Geburt erstmals Bakterien auf, die sich in der Vagina
und dem Darm der Mutter befinden. Diese Erstbesie-
delung, ergänzt durch Kontakte mit der Muttermilch[1]
und der Umwelt, erweitert das Mikrobiom des Kindes:
Mit circa sechs Jahren haben sich dann im günstigen
Fall zwischen 40-60 % der unterschiedlichen Bakterien-
populationen, die der Mensch für ein ›gesundes‹ Leben
benötigt, im Verdauungstrakt angesiedelt. Neben der
Gewinnung von Nährstoffen und Vitaminen, die der
Organismus für seine Energieversorgung benötigt, ist
das Mikrobiom für ein gut funktionierendes Immunsystem zuständig.[2] Je mehr Kontakt mit der Natur und
auch mit Tieren besteht, desto variantenreicher und
komplexer kann sich das Mikrobiom entwickeln.
In Untersuchungen zeigen sich in der Vielfalt des Mi-
krobioms deutliche Unterschiede besonders bei Kindern, insofern, ob sie in der Stadt, auf dem Land oder
gar in den sogenannten Entwicklungsländern leben.
Im weiteren Lebensverlauf verändert sich das Mikrobiom in Abhängigkeit vom gesellschaftlichen Umfeld,
den sozialen Bindungen, der Nahrungsaufnahme und
sonstigen Faktoren, die einen Einfluss auf den Stoffwechsel ausüben, wie beispielsweise Stress.

1 Bei einer Geburt durch Kaiserschnitt fehlt diese Erstaus-
stattung, die inzwischen von einigen Medizinern durch
eine künstlich initiierte Gabe über einen Abstrich aus der
Vagina und dem Anus der Mutter ersetzt wird. Mütter,
für die das Stillen ausgeschlossen ist, können in manchen
Regionen auf Muttermilch aus einer Milchbank zurück-
greifen, die besonders bei Frühgeborenen deren Überle-
benschancen zu erhöhen scheint.

2 Je vielfältiger das Mikrobiom ist,desto besser ist die Versorgung des Organismus in den diversen Lebenszyklen.

Sobald sich beim Säugling der sogenannte ›Nachtrhythmus‹ einstellt, der durch diese längere Schlafphase[177] in der natürlichen Nacht gekennzeichnet ist, entwickeln sich tagsüber zwei Schlafzeiten: eine vormittags und die zweite nachmittags, getrennt durch eine kürzere wache Phase in der Mittagszeit.[178] Sie werden benötigt, um den Energieverbrauch zu balancieren und um die Konsolidierung der Lernprozesse zu ermöglichen.

Am Ende des ersten Lebensjahres verändern sich dann allmählich bei den meisten Kindern[179] die Schlafzeiten tagsüber, die sich zu einer einzigen - jedoch deutlich längeren - mittags entwickeln.[180] Das Aufwachen morgens ist noch sehr früh, je nach Chronotyp, um circa 4°° bis 5°° Uhr. Die Dauer des Tagschlafs mittags reduziert sich bis zum Alter von 5-5,5 Jahren allmählich auf 20-30 Minuten, bis dieser mit circa 5,5-6 Jahren - gleichzeitig mit der Verschiebung des Aufwachens in eine spätere Tageszeit - eigentlich aufhört.[181]

177   Von anfänglich 3,5-4 Stunden verlängert sich der Schlaf jetzt auf 5-6 Stunden. Wesentlich für diesen Entwicklungsprozess ist, dass in dieser ›Nacht‹ das Füttern unterbleibt.

178   Die Mittagszeit ist durch den höchsten Stand der Sonne im Tagesverlauf gekennzeichnet, wird jedoch gesellschaftlich mit dem Takt der Uhr gleichgesetzt und variiert dadurch je nach Längengrad und individueller Vereinbarung.

179   Bei manchen Kindern findet dieser Veränderungsprozess auch erst mit 15-18 Monaten statt, und das ist völlig ›normal‹.

180   Diese Schlafzeit kann durchaus 2,5-3,5 Stunden betragen.

181   Inzwischen ist zu beobachten, dass viele Grundschüler besonders in der ersten und zweiten Klasse gerne mittags schlafen, sofern es die Rahmenbedingungen erlauben: Sie haben bei den an sie gestellten Herausforderungen ihre Energiereserven erschöpft, und sie können jetzt ihre Müdigkeit wahrnehmen.

Die ›Zu-Bett-Geh-Zeit‹, die Dauer der Nacht, der Aufwachzeitpunkt und der Tagschlaf verändern sich im Kontext der
kindlichen Entwicklungsprozesse, die evolutionär bedingten
Rhythmen folgen und vom Gehirn autonom gesteuert werden. Sie sind eng sowohl mit körperlichen Veränderungen als
auch mit Lernprozessen verbunden, wie beispielsweise die der
Sinneswahrnehmungen und Bewegungsabläufe, die im Organismus zwar angelegt, jedoch immer erst einzuüben, zu erlernen sind.

Eltern, für die das frühe Wachsein des Kindes eine unbeque-
me Herausforderung ist, möchten diesen Zeitpunkt gern auf
später verschieben. Sie reduzieren oder unterbinden den Tagschlaf, verändern die abendliche ›Bettzeit‹ auf später oder sie
fordern morgens ihr Kind auf »Schlaf noch etwas, es ist noch
zu früh zum Aufstehen«. Diese Interventionen können jedoch
zur Desynchronisation diverser Rhythmen im Organismus
führen - mit ungünstigen Rahmenbedingungen für die komplexe individuelle kindliche Entwicklung.

Vom sechsten Lebensjahr bis zur Adoleszenz[182]

Ein sechs- oder siebenjähriges Kind schläft morgens gern länger, leider steht dem der frühe Schulbeginn entgegen. Gleich-

182 Während ›Jugend‹ der Oberbegriff für das Übergangssta-
dium zwischen endender Kindheit und beginnender Erwach-
senenzeit ist und von biologischen Merkmalen begleitet wird,
die von Kultur und Gesellschaft unabhängig zu sein scheinen,
werden mit ›Adoleszenz‹ die Entwicklungsprozesse des Ju-
gendalters in ihren psychologischen Aspekten bezeichnet, die
beispielsweise die Identitäts- und Bezugsgruppenbildung sowie die emotionalen Verhaltensformen betreffen.

zeitig wird die Zubettgehzeit von ihnen hinausgezögert. Mit zunehmendem Alter verschieben sich das ›Zu-Bett-Gehen‹ und das ›Wachwerden‹ - ohne geweckt zu werden - immer weiter in spätere Zeiten: Besonders Jugendliche machen gern die Nacht zum Tage und sind meist unausgeschlafen, da sie zu wenig Schlaf bekommen.[183] Ihnen zu sagen, dass sie ›einfach‹ früher schlafen sollen, ist wenig hilfreich, da ihr Organismus seinen, wohl in der Evolution für diese Altersgruppe entstandenen, Rhythmen folgt. Entwicklungsbedingt kommt es in und nach der Pubertät zu einer zeitlichen Verlagerung der circadianen Regulations- und homöostatischen Prozesse. Bei Schlaflaboruntersuchungen zeigten sich geschlechtsspezifische Unterschiede: Im Grundschulalter schlafen Jungen 7 bis 24 Minuten weniger als Mädchen, doch mit Beginn der Pubertät verlängert sich ihre Schlafzeit um 22 Minuten bei einer durchschnittlichen Gesamtschlafzeit von 553 Minuten.[184]

Vom jungen Erwachsenen bis zum hohen Alter

Fällt es jungen Erwachsenen im zweiten Lebensjahrzehnt noch leicht, die Nacht hindurch aktiv zu sein, und nach wenig oder sogar ohne Schlaf, ihrer Tätigkeit am Tag nachzukommen, wird es für viele ab Anfang oder Mitte der dreißiger fühlbar schwerer. Ab vierzig dauert es i.d.R. deutlicher länger, sich von den Abweichungen des individuell erforderlichen

183 Der frühe Schulbeginn fordert für diese Altersgruppe im Verhältnis zu ihrem Rhythmus ein zu frühes Aufstehen. Bereits bei einer Verschiebung auf 9°° Uhr sind die erbrachten schulischen Leistungen deutlich besser, wie Versuche zeigen.

184 Schäfer, S. 15.

Schlaf-Wach-Rhythmus zu erholen, die mit einer guten Qualität von Wachsein einhergeht. Mit steigendem Alter benötigt eine Regeneration dann bereits mehrere Nächte, bevor die gewohnte Tageswachheit mit physischer und psychischer Fitness wieder erreicht ist. Für Erwachsenen zwischen 20 und 60 Jahren ist eine Schlafdauer zwischen 6-9 Stunden erforderlich, je nachdem, welche Anforderungen am Tag zu leisten waren, ob ihre Homöostase in Balance ist und ob sie Lang- oder Kurzschläfer[185] sind.

Die chronobiologischen Rhythmen sind in diesem Lebensbereich relativ gut aufeinander abgestimmt und laufen im Wesentlichen synchron, solange sie die Schwankungen, die das Alltägliche mit sich bringt, zeitnah wieder balancieren können. Das gilt für die Rhythmen von Schlafen und Wachen, Ruhe und Aktivität, die Körpertemperatur und die Ausschüttung von Hormonen sowie anderer Botenstoffe in die Blutbahn, Verdauung und Entgiftung des Organismus ebenso, wie für die Rhythmen der Herz-, Hirn- und Atemtätigkeit als auch für die derjenigen im Wochen- Monats- und Jahreszyklus.

Beeinflusst werden Schlafdauer und -zeiten durch soziale Faktoren wie beispielsweise Karriere, Lebensstandard und Stress sowie durch die Elternschaft: Während der Mann über ein relativ stabiles Hormonsystem verfügt, ist das der Frau generell großen Schwankungen im Wochenrhythmus ausgesetzt. Besonders als Mutter und dann später in den sogenannten Wechseljahren finden körperliche Prozesse statt, in denen der Schlaf häufig reduziert ist und zu einem mehr oder weniger großen Schlafdefizit führen können.

185   Siehe nochmals die Informationen zum Chronotyp.

Mit zunehmendem Alter kommt der Organismus meist mit weniger Nahrung und auch mit weniger Schlaf aus, da sich die energetischen Herausforderungen verändern. Allerdings benötigt der Organismus nachts für seine Aktivitäten - wie die Regeneration des Körpers sowie die Verarbeitung aktueller Tagessituationen, die in den Gedächtnissen als Erinnerung abrufbar sein sollen - mehr Zeit: Die Konsolidierung verläuft wohl auch durch die zunehmende Komplexität der Vernetzungen langsamer, was durchaus eine längere Schlafzeit zur Folge haben kann. Einige ältere Menschen schlafen nachts nur 4-5 Stunden, geniessen eine längere Wachphase, in der sie durchaus aktiv sein können, bevor sie eine ›Zweite-Runde‹ schlafen.[186] Im höheren Alter - je nach praktizierter Alltagsstruktur, individueller Herausforderung und zeitlichem Aufenthalt im Tageslicht - kann sich wieder ein ultradianer Rhythmus einstellen: In diesem Kontext werden die ›Nickerchen‹ im Tagesverlauf sowie die sogenannte ›Senile-Bettflucht‹ thematisiert, bei der die nächtliche Schlafdauer deutlich reduziert ist.

Entwicklungs- und altersabhängige Veränderungen zeichnen sich während des gesamten Lebensverlaufs in den Rhythmen ab, die im Schlaf stattfinden.

---

186 Evolutionsbiologen ordnen diesen Wach-Schlaf-Rhythmus der Evolution zu, da dort die Älteren andere Aufgaben in der Gruppe übernahmen: Während beispielsweise das Feuer von ihnen nachts gehütet wurde, konnten die jüngeren Erwachsenen beruhigt schlafen. In unserer Gesellschaft ist die Idee verbreitet, dass der Schlaf ohne Unterbrechung - am Stück - erfolgen sollte - das erinnerte ›Wachwerden‹ in der Nacht, wird bereits als ›schlecht-schlafen‹ eingeordnet.

Rhythmen im Schlaf

Rhythmen, die im Schlaf ablaufen, sind ebenfalls wesentlich vom Entwicklungszyklus auf körperlicher und neuronaler Ebene abhängig. Darüber hinaus werden sie durch den individuellen Schlafdruck mit den zu verarbeitenden Reizen modifiziert. Der Chronotyp kann insofern vernachlässigt werden, als es sich hier hauptsächlich um eine Verschiebung des Leistungszeitraumes und der Schlafzeit im 24-Stunden-Verlauf handelt. Rhythmen sind im Folgenden die einzelnen Schlafstadien mit ihren entwicklungsspezifischen Besonderheiten, den Unterbrechungen des Schlafs durch innere oder äußere Einflüsse, und den Träumen in ihrer Vielfalt.

Die Schlafstadien

Der Schlaf folgt in seinem Verlauf – unabhängig von seiner Dauer und Schlafzeit – einem Rhythmus, der sich als Zyklus alternierend wiederholt. Dieser Schlafzyklus besteht aus unterschiedlichen Schlaftiefen, die durch charakteristische Veränderungen des Hirnstrombildes mit Hilfe des Elektroenzephalogramms [EEG] zu identifizieren sind, da sie sich in ihrem Frequenzbereich unterscheiden [Tabelle 2]. Im Rahmen der Schlafforschungen wurden Schemata zur Schlafbewertung entwickelt, die jedoch »nicht auf alle Altersgruppen der kindlichen Entwicklung übertragbar«[187] sind.
Die Schlafphasen der ersten 18 Jahren sind zunächst in ih-

187   Scholle & Feldmann-Ulrich, S. 8.

rem typischen Muster auszubilden und sie lassen sich mit Hilfe der Polysomnographie[188] differenzieren, wobei sich die Zuordnung der Merkmale umso schwerer erweist, je jünger das Kind ist.

In den folgenden Ausführungen werden hier sowohl die klassischen Kriterien[189] mit der Einteilung der Schlafstadien in vier Schlaftiefen [S 1 bis S 4] verwendet, die den Schlaf eines gesunden Erwachsenen abbilden, als auch die seit 2007[190] gebräuchlichen der American Academy of Sleep Medicine [AASM] mit den Stadien N1 bis N3 und R.

Beim Einschlafen im sogenannten Leichtschlaf [S 1] - quasi im Übergang vom Wachsein zum Schlaf - ist die Weckschwelle sehr niedrig und Störungen aus dem Umfeld können leicht zum Wachwerden führen. Im Tiefschlaf [S 4] ist sie hingegen - mit ihren die Außenreize abschirmenden Delta-Wellen - sehr hoch, und das vegetative Nervensystem ist in seinem maximalen parasympathischen Zustand.[191]

---

188   Die Polysomnographie ist eine multimediale Technik, mit der diverse physiologische Veränderungen im Schlaf festgestellt werden können: »Verschiedene Parameter [...] werden aufgezeichnet, um die Schlafstruktur und kardiorespiratorischen Muster zu charakterisieren« (Scholle & Feldmann-Ulrich, S. 8).

189   Rechtschaffen & Kales, 1968, in: Wiegand, S. 18.

190   Seit 2007 unterscheidet man alternativ auch nach den neuen »Regeln zum ›Scoring von Schlaf und assoziierten Ereignissen‹, erarbeitet durch die American Academy of Sleep Medicine (AASM), [zwischen] Stadium N1, N2, N3 und R. Diese Regeln beinhalten auch die von Anders, Emde und Parmelee [1971] verfassten Bewertungskriterien des Säuglingsschlafs« (Scholle & Feldmann-Ulrich, S. 8).

191   Siehe hierzu nochmals ab Seite 64..

Stadium	Funktion	Welle	Frequenz	EOG
wach-fit	anspruchsvoll aktiv	γ	>30	x
wach	aktiv	β	13-30	x
wach-schläfrig	Ruhe + Wach	α	8-12	x
Einschlafen	Leichtschlaf	α	4-7	x
REM	paradoxer Schlaf	α	8-<12	x
NREM I	Leichtschlaf	θ	4-7	x
NREM II	Schlafphasen	θ	4-7	--
NREM III	Tiefschlaf	δ	<4	--

Tabelle 2: **Überblick der charakteristischen Veränderungen des Hirnstrombildes und der Augenbewegungen im Wachen und Schlafen.** Die mit dem Elektroenzephalogramm (EEG) messbaren Rhythmen im Cortex sind nach ihren Frequenzbereichen zu unterscheiden. [α = Alpha; β = Beta; γ = Gamma; δ = Delta; θ = Theta] Sie korrelieren mit bestimmten Schlaf- und Wachstadien (Daten zusammengestellt nach Bear et al., S. 662-663, ergänzt mit Daten des Elektrookulogramms [EOG] der beobachteten Augenbewegungen, nach Schlarb).

Im als ›flacher Schlaf‹ bezeichneten Stadium wurde 1953 eine weitere Phase entdeckt, in der schnelle Augenbewegungen[192] auftreten und der Muskeltonus – mit Ausnahme der Atem- und Augenbewegungen - völlig aufgehoben ist. Dieser Zustand wird als REM-Schlaf und zudem – da die Weckschwelle

192   Aserinsky und Kleitmann entdeckten 1953 durch Messungen mit dem Elektrookulogramm [EOG], dass sich die Augen im Schlaf rasch bewegen. Sie bezeichneten diese Phase nach ihrer Beobachtung ›Rapid-Eye-Movement‹ als REM-Phase.

in diesem Zeitraum, trotz der Nähe zum Wachsein, sehr hoch ist – als ›paradoxer Schlaf‹ bezeichnet.

Beim REM-Schlaf handele es sich um einen cerebralen Funktionszustand[193] »der sich fundamental [...] vom Wachzustand«[194] unterscheidet, obwohl sein Elektroenzephalogramm dem des Wachzustands sehr ähnelt. Seine Episoden treten periodisch beim Erwachsenen mit seinem sogenannten ›reifen‹ Schlaf circa alle 90-110 Minuten auf. Während sie zum Beginn der Nacht kurz sind, werden sie in ihrem Verlauf immer länger.

Im Gegensatz zu diesem REM-Schlaf werden die Stadien 1-4 [S 1 bis S 4] als NREM-Schlaf [sprich: NonREM] bezeichnet.[195] Der NREM-Schlaf und der REM-Schlaf wechseln sich periodisch ab und sie bilden zusammen einen Zyklus, der sich 4-6 mal - variirend in seiner Tiefe und Dauer - in der Gesamtschlafzeit wiederholt [Abb. 13].

Dieses Wechselspiel von REM- und NREM-Schlaf resultiert - nach dem Modell der ›reziproken Interaktion‹[196] - aus zwei Neuronenpopulationen, die wie ein Gegentakt-Oszillator miteinander interagieren.[197]

193 Das Stadium des REM-Schlafs kommt bei fast allen Säugetieren und auch bei vielen Vögeln vor.

194 Wiegand, S. 20.

195 Die Bezeichnung S 1 ist dabei identisch mit N1/NREM1, S 2 mit N2/NREM2, N3 verbindet NREM3 und NREM4 sowie S 3 und S 4.

196 Das Modell der ›reziproken Interaktion‹ von Hobson und McCarley ist ausführlich dargestellt in Pace-Schott und Hobson (2002).

197 Wiegand, S. 20-21. Siehe hierzu auch nochmals ▶ Box 8: Regelungsvorgänge vs. Steuerung, S. 70.

Der REM-Schlaf hat eine hohe Bedeutung für die Entwicklung des Menschen: Sein Anteil am Gesamtschlaf mit knapp 50 % bei Neugeborenen sinkt allmählich auf circa 20-25 % bis zum Beginn der 3. Lebensdekade und bleibt dann im weiteren Lebensverlauf konstant auf diesem Niveau.[198] Im Alter scheinen sich jedoch die Schlafstadien wieder in ihrer Ausprägung zu verändern: Der Schlaf ist wohl insgesamt ›flacher‹.[199] Es ist dann häufiger zu beobachten, dass der Nachtschlaf nach 2-3 Zyklen von einer längeren Wachphase - die auch 1-2 Zyklen umfassen kann - unterbrochen ist, bevor ein weiterer Schlafabschnitt folgt.

Bei lang andauernden Wachphasen, die den Schlaf ›unterbrechen‹ oder sogar ›abbrechen‹, können außerdem in jedem Lebensalter sowohl physische, psychische als auch die

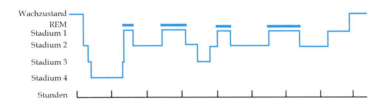

Abb. 13: Schlafverlauf eines Erwachsenen. Dieser Schlafverlauf zeigt beispielhaft die deutlich unterscheidbaren Zyklen die innerhalb eines circa 8-stündigen Schlafs durchlaufen werden. Erkennbar sind die deutlich unterscheidbaren Schlafstadien [S 1 bis S 4] sowie die REM-Phasen im Bereich des sogenannten flachen Schlafs.
Die Tiefschlafphase (Stadium 4) findet meist in der ersten Nachthälfte statt. Die REM-Phasen werden im Verlauf der Nacht länger.

198   Rodenbeck, Gruber-Rüther & Rüther, S. 117.

199   Die Datenlage ist für konkretere Aussagen bisher noch zu gering.

›Schlafhygiene‹[200] betreffende Probleme eine Rolle spielen.[201] Das Aufwachen, ob in der Nacht oder auch an ihrem Ende, kann zudem durch einen Traum ausgelöst werden - selbst wenn die Erinnerung daran fehlt.

Ein kurzes Erwachen zwischen einzelnen Schlafstadien und Zyklen an sich, ist aus Sicht der Evolutionstheorie einem Überlebensmechanismus zuzuordnen: Während des kurzen Erwachens aus dem Schlaf können Gefahren wahrgenommen werden, die den Organismus dann in Alarmbereitschaft bringen und so die Wahrscheinlichkeit für das Überleben sichern. In kurzfristigen Abständen aus dem Schlaf zu erwachen, ist somit eine optimale Anpassung des menschlichen Organismus an seine Umwelt. Diese Wachepisoden werden nur erinnert, wenn sie lange genug dauern, um sie im Gedächtnis abzuspeichern: Wachphasen, kürzer als 3 Minuten, sind in den allermeisten Fällen morgens vergessen.[202]
Für das wach Sein nach dem Schlaf, benötigt das Gehirn generell - in jedem Alter - bis zu fünfzehn Minuten, um seine volle Leistung erbringen zu können.[203]

200 Siehe in Band 2: ›Rahmenbedingungen für guten Schlaf‹.

201 Bei wiederholten längeren Wachphasen zu bestimmten Zeitpunkten wie auch zu Zeiten der Müdigkeit tagsüber, kann es sich nach der traditionellen chinesischen Medizin, die auch in unserem Kulturraum zunehmend in den wissenschaftlichen Focus gelangt, um eine sich abzeichnende Dysfunktion im Organismus handeln, die zu berücksichtigen ist. Hierzu sei auf die entsprechende Literatur zur Traditionellen Chinesischen Medizin [TCM] wie auch auf die zur sogenannten Organ-Zeit verwiesen.

202 Vgl. Grüsser, S. 113; Schlarb, S. 213-219.

203 Schredl, 2008, S. 20-21.

Schlafstadien im Alter von 0 bis 18 Jahren

Heranwachsende durchlaufen in ihrem Schlaf Zyklen, die sich deutlich von denen Erwachsener - auch in ihren durch die Evolution bedingten Schlafzeiten - unterscheiden.

Wissenschaftlich fundierte Informationen können helfen, »unrealistische Erwartungen der Eltern oder des Kindes beziehungsweise des Jugendlichen entsprechend durch realistische zu ersetzen. So gehen Eltern oftmals von durchschlafenden Säuglingen oder Kindern aus, wie sie es [aus ihrem Umfeld oder dem Internet] vermittelt bekommen [und wenige wissen], dass auch Jugendliche noch viel Schlaf benötigen.«[204] Bei den Beteiligten entstehen durch diese Vorstellungen Kognitionen, die für die Heranwachsenden in Schlafstörungen münden können.

In Abbildung 14 [a-b-c] sind beispielhaft anhand des Schlafverlaufs von einem einjährigen Kind [a] und einem im Alter von 3 Jahren, 5 Monaten [b] sowie von einem Jugendlichen mit 16 Jahren [c], die Veränderungen der Schlafstruktur, bezogen auf die Länge der Schlafzyklen aufgezeigt:[205] Zu bestimmten Zeiten, in denen Körper und Kognitionen einen deutlichen Entwicklungsschritt vollziehen oder wenn sie in den nächsten Entwicklungszyklus eintreten, ändern sich damit gleichzeitig auch die Schlafmuster [▶ Box 16].[206]

204   Schlarb, S. 211-212.

205   Scholle & Feldmann-Ulrich, S. 12.

206   Für weitere detaillierte wissenschaftliche Informationen ist der ›Polysomnographische Atlas der Schlaf-Wach-Stadien‹ von Scholle & Feldmann-Ulrich empfehlenswert.

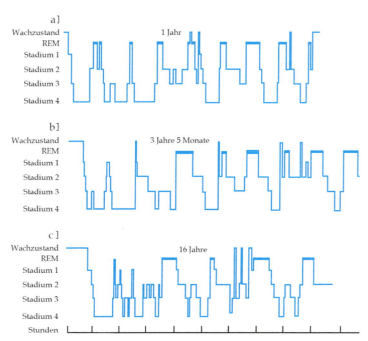

Abb. 14: Schlafverlauf in drei unterschiedlichen Lebenszyklen.
Der Schlafverlauf im Hypnogramm ist für die folgenden drei Altersgruppen beispielhaft dargestellt und orientiert sich an realen Studien. Gezeigt werden die Veränderungen der Schlafstruktur, auch
bezogen auf die Länge der Schlafzyklen (modifiziert nach Scholle &
Feldmann-Ulrich, S. 54, 79, 109).

a) Schlafverlauf mit einem Jahr. Die typischen Muster von S 2 sind
in diesem Alter seltener zu finden, als in den Monaten zuvor, und
die Bestimmung der Schlafstadien ist dadurch erschwert. Die Dauer des Nachtschlafs ist in diesem Alter noch kurz und wird durch
zwei Schlafphasen tagsüber ergänzt. **b) Schlafverlauf mit drei Jahren und fünf Monaten.** Die Schlafdauer von Nacht- und Mittagsschlaf beträgt insgesamt noch ungefähr 12 Stunden. Die Abfolge von
Leicht-, Tief- und REM-Schlaf hat sich jetzt im Durchschnitt auf über
60 Minuten verlängert, wobei es schwer ist, die einzelnen Schlafstadien für dieses Alter deutlich zuzuordnen. Der Wachanteil ist noch
immer relativ hoch. **c) Schlafverlauf mit 16 Jahren.** Der Wachanteil ist inzwischen gering. bezogen auf den Gesamtschlaf. Es ist jetzt
eine deutliche Unterscheidung der einzelnen Stadien möglich, und
der Schlafzyklus hat sich auf 90 Minuten verlängert.

129

Wie sich im ontogenetischen Entwicklungsgang des Schlafs die Anteile von REM-Schlaf zu NREM-Schlaf, und im NREM-Schlaf der Anteil des Tiefschlafs, verändern, ist in der Abbildung [15] für die Altersgruppen bis zum 18. Lebensjahr dargestellt, wobei die geschlechtsspezifischen Unterschiede unberücksichtigt bleiben: So zeigen sich bei Mädchen im Grundschulalter längere N1-Stadien als bei Jungen.

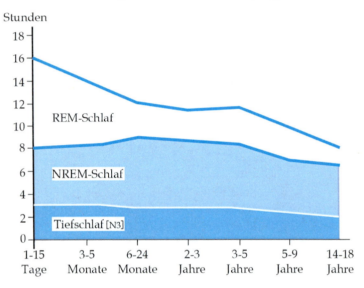

Abb. 15: Die ontogenetische Entwicklung des Schlafs von der Geburt bis zum 18. Lebensjahr in ihrer Verteilung von REM-, NREM- und Tiefschlafphasen, bezogen auf die Gesamtschlafzeit (modifiziert nach Schlarb, S. 215). Die in REM- und NREM-Phasen unterschiedenen Schlafstadien verteilen sich altersbedingt »mit unterschiedlich rhythmischer Häufigkeit und Dauer. So haben Kinder einen höheren REM-Schlafanteil als Erwachsene. [...] Wie die Abbildung zeigt, verbringt ein Säugling von 3 Monaten circa 50 % im REM- und 50 % im NREM-Schlaf, ein einjähriges Kind hingegen nur noch ungefähr 30 % im REM- und 70 % im NREM-Schlaf (Schäfer 1993). Der Anteil des REM-Schlafes sinkt im Jugendalter weiter, bis zum Erwachsenenalter auf etwa 20 %, wobei der NREM-Anteil damit auf 80 % ansteigt« [Schlarb, S. 213-216].

Diese weisen dann bei den 9-16-jährigen - neben den etwas längeren Gesamtschlafzeiten - »auch einen etwas höheren Tiefschlafanteil (30 versus 26%) als Mädchen«[207] auf.

Je nach Alter sind es zwischen 20 und 6 Zyklen mit ihren NREM- und REM-Anteilen, die im Schlaf durchlaufen werden. Ein Zyklus dauert bei Kindern circa 45 bis 60 Minuten, wobei die einzelnen Schlafanteile und ihre jeweilige Tiefe und Dauer variieren.[208] Nach jeder der sich allmählich entwickelnden NREM-Phasen, wie auch nach dem ruhigen Schlaf, besteht die Möglichkeit, entweder wieder in den REM-Schlaf (aktiver Schlaf) oder in die Wachphase einzutreten. Die Wahrscheinlichkeit aufzuwachen ist - bei der großen Anzahl von Zyklen pro Schlafenszeit - sehr hoch.

Folgt eine Wachphase, da das ›Sofort-wieder-Einschlafen‹ gehindert ist, dann läuft ein verborgener circa 50-Minuten-Zyklus: Um wieder in den Schlaf zu wechseln, muss sich das Schlaftor öffnen. Ist dieser Zeitraum verstrichen und das Kind über dieses ›sleep gate‹ hinweggekommen, bleibt es meist für weitere 50 Minuten oder ein Vielfaches hiervon, wach.[209]

Nächtliches Erwachen zeigt sich bei 100 % der Einjährigen, um dann auf 40 % bei den bis zu Zweijährigen und auf 10 % bei den Kindern mit viereinhalb zu sinken. Kinder sind in diesem Alter beim Wachwerden häufig orientierungslos, ihnen fehlt die Unterscheidungsmöglichkeit zwischen ihren Gefühlen im Schlaf und denen am Tag: beides ist für sie gleich real.

207 Schäfer, in: Wiater, S. 14-15.

208 »Je älter das Kind wird, desto mehr gleicht sich der [Schlaf] Rhythmus dem des Erwachsenen an« (Schlarb, S. 213).

209 Meier-Koll, S. 87-94. Die Dauer für diesen verborgenen Zyklus folgt der Dauer des Schlafzyklus.

Box 16: Schlafstadien im Entwicklungsgang

Im Entwicklungsgang von der Geburt bis zum Alter von 18 Jahren, verändern sich die Schlafstadien und ihr Zyklus in Struktur, Dauer und Stabilität, bis sie schließlich dem ›reifen‹ Schlaf des Erwachsenen ähneln. Als Zyklus wird die sich wiederholende Abfolge der einzelnen Schlafstadien [N1-N2-N3-R] bezeichnet. Die Anzahl der Zyklen, die in der ›Nacht‹ durchlaufen werden, ergibt sich aus der gesamten Schlafzeit und der Dauer der einzelnen Zyklen, die sich jedoch im Verlauf des Schlafens in ihrer Länge unterscheiden, indem sie beispielsweise zum Ende des Schlafs hin kürzer werden.

Die im Folgenden beschriebenen Veränderung sind im Wesentlich dem Polysomnographischen ›Atlas der Schlaf-Wach-Stadien im Entwicklungsgang vom Säuglings- zum Jugendalter‹ von Scholle und Feldmann-Ulrich entnommen, der auf Untersuchungen deutscher Kinder beruht: Es ist somit zu berücksichtigen, dass sozio-geographische Faktoren Variationen zeigen könnten, wobei jedoch generell bezüglich des Schlafverhaltens reifeabhängige Veränderungen zu erwarten sind. Besonders deutlich sind diese Veränderungen im Verlauf der ersten sechs Jahre zu beobachten: Während sich bestimmte Parameter im Schlafverlauf allmählich zu bilden und zu stabilisieren scheinen, zeigt sich nach einigen Wochen wieder ein anderes Muster.

Bei einem Säugling wechseln zunächst der sogenannte ›aktive‹ Schlaf, der eine unreife Form des REM-Schlafs ist, und der sogenannte ›ruhige‹ Schlaf, der dem späteren Tiefschlaf ähnelt.[1] Der Schlaf beginnt und endet mit dem aktiven Schlaf, wobei der Anteil von Aktiv- zu

---

1   Einteilung der Schlafstadien erfolgt hier nach Anders, Emde & Parmelee, 1971, in: Schäfer, 2011, S. 8-10.

Ruhigschlaf im Gesamtverlauf vergleichbar ist und die Länge der Schlafzyklen schließlich circa 60 Minuten beträgt. Mit sechs Monaten sind zwar bereits unterschiedliche Schlaftiefen sowie ein deutlicher Schlaf-Wach-Rhythmus, in dem sich typische Muster unterscheiden lassen, erkennbar, doch im Alter von einem Jahr ist die Bestimmung der Schlafstadien wieder erschwert: So treten beispielsweise die Muster des Stadiums N2 seltener auf, als in den Monaten zuvor. Mit einem Jahr und zehn Monaten beträgt die mittlere Dauer der Schlafzyklen etwa 67 Minuten und einzelne Wellen im EEG lassen sich in einigen Bereichen des Schlafs gut abgrenzen und identifizieren. Ein Jahr später, mit zwei Jahren und zehn Monaten, fehlt der REM-Schlaf im ersten Zyklus und scheint wohl typisch für dieses Alter zu sein. Einzelne Stadien wie N1, N2 und N3 lassen sich jetzt deutlich erkennen. Jedoch im Alter von drei Jahren und fünf Monaten ist die Bewertung wieder besonders schwierig, wie Scholle und Feldmann-Ulrich betonen, und sie zeigen daher in ihrem ›Atlas‹ besonders viele Beispiele für diese Altersgruppe.

Erst mit circa sechs Jahren ist für sie bei Kindern »eine zweifelsfreie Zuordnung der Schlafstadien möglich, da [dann] alle für die Stadien typischen Muster [...] ausgebildet sind« (Scholle & Feldmann-Ulrich, S. 90).

Mit 11 Jahren beträgt die Dauer der Schlafzyklen durchschnittlich 83 Minuten, wobei sie im Nachtverlauf kürzer werden. Mit zunehmender Reife des Kindes nimmt die Ausprägung spezifischer Muster im Schlaf-EEG zu. »Die deutliche Differenzierung aller stadienspezifischen Muster« (ebd., S. 109) ist mit 16 Jahren erreicht.

Erst mit 18 Jahren ähneln Schlafmuster und Zyklusdauer schließlich dem ›reifen‹ Schlaf des Erwachsenen.

Zur Zeit des Übergangs in die Schule kommt es dann, besonders bei noch unbekannten Geräuschen, zu einer niedrigeren Weckschwelle für sensorische Reize, zu Störungen durch den Toilettengang oder auch durch diverse Ängste als Folge sich verändernder Kognitionen und Wahrnehmungen.[210]

Beim Aufwachen selbst sind mit zunehmendem Alter - neben den Gefühlen aus der Nacht - auch die Erinnerungen an die Träume verbunden und wirken sich so auch auf die Gedanken im Wachsein aus.[211]

Die Träume[212]

Schon weit vor unserer Zeitrechnuung haben sich die Menschen für Träume interessiert wie beispielsweise die Traumberichte aus der Bibel zeigen. Und bereits »Aristoteles begriff das Träumen als Hirnaktivität im Schlaf – in Abgrenzung zum traumlosen Schlaf, der bis in das 19. Jahrhundert hinein als ein vorwiegend passiver Zustand verstanden wurde.«[213] Eine Definition zum Traum, die sich in der Praxis der psychologi-

210   Vgl. Hellbrügge, Lange & Rutenfranz, 1959, S. 19; Schäfer, 1993, S. 64.

211   Die häufigste Auswirkung von Träumen - sowohl negativ als auch positiv - ist die Beeinflussung der Stimmung am darauffolgenden Tag, unabhängig vom Lebensstadium und davon, ob eine Erinnerung an das Täumen vorhanden ist.

212   Etymologisch bedeutet ›Traum‹ = troum (mittel-, althochdeutsch) und ist urverwandt mit dem Verb ›trügen‹ (Rodenbeck, Gruber-Rüther & Rüther, S. 117).

213   Ebd., S. 117.

schen Traumforschung [▶ Box 17] als sinnvoll erweist, da sie unabhängig von der Erinnerungsfähigkeit ist, lautet: »Träumen ist die psychische Aktivität während des Schlafes.«[214] Sie soll Träumen als ein ganzheitliches Erleben verdeutlichen und damit die Träume aller Menschen und Tiere einschließen.[215]

Mit dem Traumerleben sind Sinneseindrücke, Gefühle und Gedanken verbunden - in ihrer Qualität mit denen im Wachzustand identisch - ohne messbar zu sein.[216] Beschreibungen von Träumen machen deutlich, dass neben den visuellen Eindrücken und auch sehr häufigen auditiven Wahrnehmungen, taktile und kinästhetische[217] Empfindungen, Gerüche, Geschmack, Farben und Schmerz begleitend auftreten. Besonders in den ersten Lebensjahren unterscheiden sich diese Wahrnehmungen qualitativ von denen der Jugendlichen und Erwachsenen [▶ Box 18]

214 Schredl, 2008, S. 9. Diese Definition ist aus der Perspektive der experimentellen psychologischen Traumforschung entwickelt worden.

215 Andere Bewusstseinszustände wie Tagträume oder Erlebnisse unter psychoaktiven Substanzen oder die bei einer Narkose sind durch diese Definition vom Träumen abgegrenzt.

216 Messbar ist die Schlafphysiologie, die von der Psychologie der Schlaf- und Traumforschung abzugrenzen ist. Im Rahmen heutiger bildgebender Untersuchungsmöglichkeiten für neurologische Aktivitäten des Gehirns, können zwar die Bereiche, die am Traumgeschehen beteiligt sind, abgebildet und identifiziert werden, doch der Inhalt des Traums bleibt der Beobachtung verschlossen - hier ist die Erinnerung des Träumenden erforderlich.

217 Kinästhetik ist die Lehre von der Bewegungsempfindung:, Mit ihr sind Informationen über die Stellung einzelner Körperteile sowie deren Lage, Muskelspannung und Bewegungsrichtung verbunden.

Box 17: Wissenschaftliche Traumforschung

Die wissenschaftliche Traumforschung begann zunächst mit der ›Traumdeutung‹ durch Freud, dem Begründer der Psychoanalyse, aus der sich die psychologische Traumforschung entwickelte. Ein weiterer Zugang erfolgte - durch die Neurophysiologie - über die Erforschung des Schlafs zur Entdeckung des REM-Schlafs und somit auch zu der des Traumes. Bei Untersuchungen im Schlaflabor wurden erwachsene Probanden gezielt in ihren REM-Phasen geweckt - dabei konnten 95 % von ihnen über einen Traum berichten, jedoch nur 10 % bei Weckungen aus dem NREM-Schlaf. (Aserinsky & Kleitmann (1955); Dement & Kleitmann (1957a, b, in: Wiegand, S. 18). Die REM-Phase galt daher als ›die‹ Traum-Phase: Beide Begriffe wurden zunächst synonym verwendet. Aktuelle Untersuchungen zeigen inzwischen, dass sowohl die REM- als auch die NREM-Phasen mit mentalen Vorgängen verknüpft sind, und Träume in allen Phasen stattfinden können. Für die Praxis wissenschaftlicher Traumforschung hat sich die Definition »Der Traum oder Traumbericht ist eine Erinnerung an die psychische Aktivität, während des Schlafes« (Schredl, 2008, S. 9) durchgesetzt: Dafür muss die schlafende Person aufwachen und sich erinnern an das, was sie vor dem Erwachen erlebt hat, um über ihr Erleben im Traum berichten zu können. Dabei stellt sich »immer die Frage, wie gut der Traumbericht tatsächlich das erlebte Geschehen abbildet« (Schredl, 2008, S. 10). Bei Säuglingen und Kleinkindern stößt die psychologische Traumforschung mit diesen Bedingungen an ihre Grenzen, da ein Abrufen der Erinnerung sowie die Erinnerung an sich, in den ersten Lebensjahren ausgeschlossen ist. Eine Identifikation von Träumen ist daher für diese Altersgruppen auf Beobachtungen und Interpretationen aufgrund messbarer Parameter beschränkt.

Box 18: Sinneswahrnehmungen: 0-12 Jahre

Die Sinneswahrnehmungen beim Träumen sind natürlich auch für einen Säugling sowie für ein Kleinkind erfahrbar, wobei sie sich, je nach altersabhängigem Entwicklungsstand, umso deutlicher von denen Erwachsener unterscheiden, je jünger sie sind. Besonders in den ersten circa sechs Lebensjahren, sind sie durch die stattfindenden neuronalen Veränderungsprozesse, bis zu einer relativen Ausreifung mit 10-12 Jahren, in einem permanenten Wechsel. Augen und Ohren benötigen beispielsweise fünf bis sechs Jahre postnatal für ihre grundlegende Entwicklung, auf der dann in den weiteren Jahren aufgebaut werden kann (Vgl. Bear et al.; Spitzer, 2002).[1] Es lässt sich vermuten, dass im Traum die sinnlichen Erlebnisse des Kindes in ihrer Qualität und Quantität denen in ihrem Wachzustand ähneln. Zudem sind ihre Träume überwiegend mit Emotionen verbunden und so werden diese voraussichtlich, auch bei Abwesenheit einer bewussten Erinnerung, vom Kind während des Träumens erlebt.

1   Bis zur zumindest ähnlichen Reife der Wahrnehmungen wie bei Erwachsenen, ist das Jugendalter erreicht.

In der Forschung werden drei Einflussfaktoren auf Träume diskutiert: zum Einen die Erlebnisse des vorhergehenden Wachlebens, die als Kontinuitätshypothese[218] diskutiert wird, zum Anderen die äußeren und inneren Reize, die auf den Schläfer einwirken und den Trauminhalt zumindest teilweise beeinflussen können, weiterhin die Physiologie, die mit dem psychischen Erleben interagiert.

218   Die Definition der Kontinuitätshypothe ist vage formuliert und besagt letztlich nur, »dass Wacherleben im Traum widergespiegelt wird« (Schredl, 2006, S. 52-53).

Einflussfaktoren auf Träume

Die Auswirkungen der Erlebnisse im Wachen auf den Inhalt der Träume sind von diversen Einflüssen abhängig. Hierzu zählen beispielsweise die Art der Tätigkeit am Tag und die Zeit, die zwischen Einschlafen und Traumbeginn liegt, allgemeine Persönlichkeitsfaktoren sowie die jeweilige emotionale Komponente. Auch die Rahmenbedingungen wie die Raumtemperatur und die bekannte im Vergleich zur fremden Umgebung, wirken sich auf die Qualität des Schlafs und damit auf die Träume aus.

Während die Träume in der zweiten Nachthälfte meist Inhalte weiter zurückliegender Elemente[219] enthalten, sind die Tagesereignisse eher in den frühen Traumphasen zu finden. Studien zum Einfluss von Stress und »Traumata auf Träume legen nahe, dass die emotionale Beteiligung die Wahrscheinlichkeit, dass von diesem Wachereignis geträumt wird, erhöht.«[220]

Äußere Reize werden teilweise vom Gehirn während des Schlafs aufgenommen, integriert und weiterverarbeitet. So können beispielsweise taktile Reize, die für den schlafenden

---

219 Themen aus aktuellen Situationen, die mit belastenden Erlebnissen individueller Vergangenheit assoziiert sind, können ebenfalls im Traum verarbeitet werden. Ein Beispiel hierzu ist der therapeutische Prozess, bei dem sich Erinnerungen im Traum in diversen Aspekten in das Traumgeschehen integrieren und so verarbeitet werden.

220 Schredl, 2006, S. 52. Der Begriff ›Trauma‹ (griechisch) bedeutet Wunde, Verletzung. Die Redensart »Die Zeit heilt nicht alle Wunden« weist darauf hin, dass Wunden und Verletzungen oberflächlich heilen können, darunter jedoch weiter existieren.

Organismus wichtig sind ebenso wie Geräusche und Gerüche, in das Traumgeschehen eingebunden werden. Worte mit individueller Bedeutung, wie der eigene Name, erhöhen die Inkorporationsrate[221] des Reizes. Ein vertrauter Geruch kann sich positiv auf den Trauminhalt auswirken, wogegen ein unangenehmer sogar zum ›blitzschnellen‹ Aufwachen führt, sofern er vom limbischen System mit einer Gefahr assoziiert ist.

Innere Reize sind auf der psychischen Ebene beispielsweise sowohl mit Problemen, Sorgen und Ängsten als auch mit Perspektiven für die Zukunft verbunden, bei denen die Gedanken und die von ihnen ausgelösten Gefühle den Traum mitgestalten.

Gefühle, die durch physiologische Prozessen im Körper wahrgenommen werden wie beispielsweise Schmerzen, Übelkeit und Harndrang, können sich ebenfalls auf das Traumgeschehen auswirken: Zudem sind sie mit erlerntem adäquaten Handeln im gesellschaftlichen Kontext verbunden. So ist die im Traum durchaus verzweifelte Suche nach einer Toilette - ohne sie zu erreichen, da die Bewegungsabläufe eingeschränkt sind - ein Vielen bekanntes Beispiel für einen Traum im REM-Schlaf, die schließlich zum Erwachen führt.

221 Inkorporation bedeutet im medizinischen Sinne, sich etwas einzuverleiben. In der Psychoanalyse ist die Inkorporation die erste von drei Internalisierungsprozessen, wobei diese wiederum die Aneignung und Verinnerlichung gesellschaftlicher Normen und Werte bedeutet. Hier kann der Begriff der Inkorporation als Einverleibung in die eigenen organismischen Prozesse während des Schlafs verstanden werden.

Traumtypen

In der Traumforschung werden unterschiedliche Traumtypen - trotz ihrer auch fließenden Übergänge - anhand der zugrunde liegenden Schlafstadien eingeteilt [Tabelle 3].

Zunächst unterscheiden sich die REM- und die NREM-Phasen in ihrer Qualität und Quantität voneinander: In der REM-Phase treten in der Mehrzahl die affektreichen und phantasievollen Träume auf und beim Wachwerden sind sie mit konkreten Gefühlen oder Befindlichkeiten verbunden. Affektarme Träume hingegen sind meist auf Alltagsthemen bezogen und finden eher im NREM-Schlaf statt.[222] Träume der NREM-Phase sind meist kürzer, weniger intensiv als in der REM-Phase und eher gedankenartig, wobei jedoch 25 % in Form und Inhalt denen in der REM-Phase gleichen.[223]

Einschlafträume

Einschlafträume, die im NREM1-Stadium stattfinden, sind meist deutliche Fortsetzungen aus dem Wachzustand zuvor und die Weckschwelle ist sehr niedrig. So kann es dazu führen, dass durch das Traumgeschehen ein ›Wieder-Wach-Werden‹ folgt, vielleicht sogar verbunden mit einer längeren Wachphase. Ein Aufschrecken aus dieser ersten NREM-Phase erleben auch diejenigen oft, die beim Fernsehen eingeschlafen sind: Das Wieder-Einschlafen kann danach durchaus erschwert sein und zudem den Verlust der Tiefschlafphase bedeuten.

222   Solms in: Rodenbeck, Gruber-Rüther & Rüther, S. 117.
223   Schredl, 2008, S. 10.

Luzide Träume

Luzide Träume finden jeweils in den REM-Phasen statt und sind mit dem Bewusstsein verbunden, gerade zu träumen. Ihr Inhalt scheint dem Wachzustand zu gleichen, ist jedoch von widersprüchlichen, bizarren Elementen begleitet wie »Kratzen ohne Geräusch, Absetzen der Brille und trotzdem scharf sehen.«[224] Bei den Personen, die luzides Träumen erleben, tritt das Phänomen des ›falschen Erwachens‹ auf, da sie träumen aufzuwachen und nun denken, nicht mehr zu träumen obwohl sie dieses ›Erwachen‹ tatsächlich träumen.

Traumtypen	Definition
REM-Träume	Psychische Aktivität während des REM-Schlafs
NREM-Träume	Psychische Aktivität während des NREM-Schlafs
Einschlafträume	Psychische Aktivität während des Schlafstadiums 1 [N1]
luzide Träume	REM-Träume, in denen das Bewusstsein vorliegt, gerade zu träumen
Albträume	REM-Träume mit stark unangenehmem Affekt, der zum Erwachen führt
Pavor nocturnus	Nächtliches Aufschrecken aus dem Tiefschlaf, evtl. mit NREM-Träumen
posttraumatische Wiederholung	REM- oder NREM-Träume, die eine realistische Wiederholung des Traumas darstellen

Tabelle 3: Definition der in der Traumforschung unterschiedenen ›Traumtypen‹. Unterschiedliche Traumtypen und ihre Definitionen. (modifiziert zusammengestellt nach Daten von Schredl, 2008, S. 10).

224 Schredl, 2008, S. 74.

Die weiteren aufgeführten Träume sind mit dem Erleben von Angst verbunden und sind detailliert bei Schredl erläutert.[225] Zu ihnen zählen Albträume [REM-Schlaf], Pavor nocturnus [NREM3] und die posttraumatische Wiederholung, in der im REM- oder NREM-Traum eine realistische Wiederholung des Traumas stattfindet.

Albträume[226]

Fast jeder Mensch hat in seinem Leben schon einmal einen Albtraum erlebt. Bei Kindern zwischen 6-10 Jahren sind sie häufiger, Jugendliche sind mehr von ihnen betroffen als Erwachsene, die in repräsentativen Studien zu 5 % unter Albträumen leiden. Im hohen Alter nimmt die Häufigkeit dann stetig ab. Im Unterschied der Geschlechter erleben Frauen mehr Albträume als Männer. Albträume sind vorrangig REM-Träume mit stark negativen Affekten,[227] die meist in der zweiten Nachthälfte auftauchen, wenn die REM-Phasen am intensivsten und länger sind, als zum Schlafbeginn. Sie dauern von wenigen Minuten bis zu einer halben Stunde und führen - obwohl im Angsttraum ein Gefühl der behinderten Bewegungsfähigkeit auftreten kann - durch eine plötzlich einsetzende

---

225 Schredl, 2008, S. 64-72.

226 Die Bezeichnung ›Albtraum‹ (engl. nightmare) verweist auf die jahrhunderte alte Vorstellung, dass sich in der Nacht ein Naturgeist der germanischen Mythologie - ein ›Alb‹ oder ›Alp‹ - »auf die Brust des Schlafenden setzt und so ein beklemmendes Angstgefühl auslöst« (Kapfhammer, S. 171).

227 Affekte (von lat. affectus = Gemütsstimmung, Leidenschaft; afficere = in eine Stimmung versetzen) drücken sich beim Menschen durch Mimik, Gestik und Sprache aus. Affekte kommen sowohl im Wachen als auch im Schlaf vor und beeinflussen sich wechselwirkend.

Motorik zum Aufwachen. Das Wachbewusstsein und die kognitive Orientierung sind unmittelbar vorhanden. Typische Inhalte dieser Träume sind Angst und Furcht, Einsamkeit und Traurigkeit, neben persönlicher Beschämung, sozialer Bloßstellung und Ärger. Auch im Rahmen von posttraumatischen Belastungsstörungen [PTSD] können Albträume in jeder Altersstufe auftreten: Einzelne Aspekte des Traumas werden in einen neuen Kontext eingebettet und sind - ohne ihre realistische, traumatische Wiederholung - im Traum zu erleben. Bei Holocaust-Opfern, Kriegsveteranen und von Kriegen betroffenen können Albträume noch nach Jahrzehnten, bis ins hohe Alter, auftreten, obwohl allgemein für diese Lebenszeit eine rückläufige Tendenz zu beobachten ist, da negative Affekte im Traum dann seltener aufzutreten scheinen.

In Angstträumen bei Kindern spielen die eigene Bedrohung durch Verfolgung, Tod und Verletzungen wie auch ›ins-Bodenlose-fallen‹ eine Rolle. Auslösende Faktoren für sie sind fremde Menschen in für sie bedrohlichen Rollen, Phantasiewesen wie Gespenster, Monster und Schatten, aber auch Tiere.

»Die Entstehung von Albträumen unterliegt einem Wechselspiel von Veranlagungsfaktoren und aktuellen Stressoren. Da es sich um ein Angstphänomen handelt, spielt Vermeidung als aufrechterhaltender Faktor eine wichtige Rolle: Wenn man sich mit Ängsten nicht konfrontiert, sondern alle diesbezüglichen Situationen vermeidet, können sich die Ängste stabilisieren. [...] Dies bewirkt [...], dass sich Albträume verselbständigen und immer wiederkehren.«[228]

228   Schredl, 2008, S. 69.

Posttraumatischen Wiederholungen

Die posttraumatischen Wiederholungen an sich, treten sowohl im REM- als auch im NREM-Schlaf auf und stellen so einen Spezialfall dar.

Sie gehen im Vergleich zu Albträumen auf ein erlebtes Trauma, meist im Kontext von Gewalt - wie nach sexuellen Übergriffen, Naturkatastrophen, Kriegserfahrungen und anderen Extremsituationen - zurück, das sich im Traum relativ realistisch wiederholt und zum Aufwachen in jeder Schlafphase führen kann. Es ist mit starken bis sehr starken physiologischen Angstreaktionen verbunden. Die Traumangst bleibt nach dem Erwachen, auch wenn die Orientierung, geträumt zu haben, vorhanden ist. Das Traumgeschehen der Nacht wird - zumindest in seinen wesentlichen Inhalten - morgens erinnert.

Pavor nocturnus und Schlafwandeln

Der Pavor nocturnus tritt vorwiegend in der ersten Nachthälfte während des Tiefschlafs [NREM3] auf und kann mit Schlafwandeln verbunden sein. Er ist durch Aufschrecken mit Weinen, Schreien oder auch wildem Gestikulieren gekennzeichnet, begleitet von sehr starken physiologischen Reaktionen wie mit Herzrasen, beschleunigter Atemfrequenz, Schwitzen und anderen Indikatoren intensivster autonom-nervöser Beteiligung.[229] Das Gesicht drückt heftige Angst und Panik aus und die Augen können geöffnet sein. Weit geöffnete Augen

---

229 Während der Tiefschlafphase [NREM3] befindet sich der Körper in der tiefsten Phase des parasympathischen Nervensystems: In dieser Phase motorische und kognitive Leistungen zu erbringen, fordert die Organe extrem heraus. Vergl. hierzu nochmals das vegetative NS, ab Seite 64.

mit starrem Blick finden sich ebenso beim Schlafwandeln, das »durch ein komplexes automatisiertes Verhaltensmuster charakterisiert«[230] ist: Es kann sich durch Umherwandern mit begleitendem ›vor-sich-hin-murmeln‹, inadäquatem Essverhalten mit dem Gang zum Kühlschrank oder durch Herumtragen von Gegenständen ohne erkennbaren ›Sinn-und-Zweck‹, zeigen. Weder beim Pavor nocturnus, noch beim Schlafwandeln ist das Gehirn »voll erwacht, meist sind die Personen nicht orientiert und ansprechbar.«[231] Zu beachten ist, dass es bei beiden Formen zu Verletzungen oder Unfällen kommen kann, selbst aggressive Handlungen gegenüber anderen Personen im Haushalt sind möglich.[232] Die Erinnerung an das nächtliche Geschehen fehlt in der Regel, besonders wenn die Person sanft beruhigt werden kann – ohne sie dabei zu wecken – und ihr das Weiterschlafen gelingt. Bei einer Erinnerung beschränkt sich diese dann eher auf ein bedrohliches Bild anstatt auf einen inhaltlichen Kontext.

Das häufigste Auftreten dieser Traumtypen findet sich in der Kindheit zwischen 3-7 Jahren. Es handelt sich dabei in der Mehrzahl um einen normativen Entwicklungs- und Reifungsprozess, bei dem der Übergang vom Tiefschlaf zum Wachzustand gestört ist. Werden die Symptome bei Erwachsenen häufiger beobachtet – hier besonders das Schlafwandeln - können sie mit Veränderungen im Gehirn zusammenhängen oder auch durch bestimmte Medikamente ausgelöst sein.

230 Kapfhammer, S. 173.

231 Schredl, 2008, S. 69.

232 So kann es während des Pavor nocturnus zu heftigen Angriffen auf den Schlafpartner kommen, gepaart mit großer Kraft, die für das ›Opfer‹ mit tatsächlicher Gefahr verbunden ist.

Einfluss der Träume auf das Wachleben

Die Auswirkungen der Träume auf das Wachleben sind noch relativ wenig empirisch erforscht, doch der sogenannte ›Bewusstseinsstrom‹ zeigt sich in den bisherigen Studien sehr deutlich: »Das Wachleben wirkt sich auf nachfolgende Träume aus und Träume wirken sich auf das nachfolgende Wachleben aus.«[233] Unabhängig davon, ob eine Erinnerung an den Traum vorhanden ist, beeinflussen die Gefühle im Schlaf die Stimmung im Wachsein am darauf folgenden Tag ebenso, wie erinnerte Inhalte das Denken.

Bei systematischen Untersuchungen, die für die Praxis von großer Relevanz sind, sind drei Bereiche im Focus: Albträume, Träume in der Psychotherapie und der Selbsterfahrung sowie die kreativen Anstöße durch das Traumgeschehen.

Albträume

Neben der Beeinflussung der Stimmung im Wachleben nach einem Albtraum, zeigen sich sowohl subjektiv erhöhte Ängstlichkeit als auch Beeinträchtigungen der Konzentrationsfähigkeit und des Selbstwertgefühls.[234] Obwohl Angstträume zu einer schlechten Schlafqualität und beeinträchtigten Stimmung am Folgetag führen können, unterstützen sie gleichzeitig eine intrapsychische Be- und Verarbeitung persönlicher Erfahrungen: So wird im Albtraum beispielsweise »eine jeweils vorherrschende zentrale Emotion in einem bildhaften Kontext«[235]

233 Schredl, 2006, S. 38.
234 Ebd., S. 58-59.
235 Kapfhammer, S. 190.

über einen längeren Zeitraum hinweg, in immer wieder unterschiedlichen Traumvariationen erlebt, und sie kann sich allmählich durch diese wiederholten modifizierten nächtlichen Erlebnisse - in Intensität und Relevanz für das Individuum - verändern.

»Die Schwächung der kognitiv ordnenden und stabilisierenden Kontrolle [in der REM-Phase] bewirkt [...], dass nicht nur bereits bestehende affektive Muster assoziativ abgerufen [...], sondern [...] auch neue Muster spielerisch erprobt werden können«[236] Durch erfolgreiches Ausprobieren im Traumgeschehen werden die alten Muster überschrieben, neuronal fixiert, und im Wachen gelebt.

»Albträume geben einen paradigmatischen Einblick, wie differenziert die Funktionalität des menschlichen Gehirns beschaffen ist, und auf welch raffinierten Wegen alltägliche, stressvolle und traumatische Erfahrungen [im Alltag] integriert werden.«[237]

Im Kontext[238] der Psychotherapie unterstützen manualisierte Strategien diesen Prozess, mit denen Albträume wirkungsvoll kontrolliert und in ihrem Effekt reduziert oder überwunden werden können.

236   Rodenbeck, Gruber-Rüther & Rüther, S. 121.

237   Kapfhammer, S. 193.

238   Die Arbeitsgruppe von Krakow (Krakow et al. 2000, 2001) hat ein Manual entwickelt - ›Imagery Rehearsal Therapy‹ (IRT) - bei dem die Person einen Albtraum in seinem Inhalt möglichst detailliert protokolliert und danach den Traumtext in einem positiven Sinne verändert. Diese Arbeit am Traumtext wird dann jeweils für 5-20 Minuten über eine Woche lang mit intensiven bildhaften Vorstellungen fortgesetzt (Kapfhammer, S. 192).

Träume in der Psychotherapie und Selbsterfahrung

Die sogenannte Traumarbeit[239] im Kontext von Psychotherapie und der allgemeinen Selbsterfahrung, kann zu neuen Erkenntnissen und Problemlösungen führen, und sie wird zur Weiterentwicklung der eigenen Persönlichket genutzt. Obwohl eine Fülle von Fallberichten über die Wirksamkeit der Traumarbeit vorliegen, sind systematische Forschungen rar: Die Arbeitsgruppe um Clara Hill hat 1996 ein kognitiv-erlebnisorientiertes Modell zur Traumarbeit konzipiert.[240] Die wirksamsten Elemente scheinen die Assoziationen und das Herstellen von Verbindungen zum Wachleben zu sein.

Kreative Impulse

›Eine Nacht darüber schlafen‹ ist eine Redensart, die in der Praxis genutzt wird, wenn eine Entscheidung ansteht, bei der einige Aspekte noch zu klären sind. Die Lösung eines Problems gelingt durchaus ›über-Nacht‹, und sich den Text für die Klassenarbeit ›unter-das-Kopfkissen-[zu]-legen‹, werden viele in ihrer Schulzeit ausprobiert haben. Diese Beispiele zählen zu den positiven Auswirkungen des Träumens auf das Wachsein, in denen der Traumschlaf für die Bewältigung des Lebens genutzt wird.

Faktoren, die das Auftreten kreativer Anstöße im Traum am stärksten beeinflussen, scheinen »die Traumerinnerungshäu-

---

239   Der Begriff der Traumarbeit wurde von Sigmund Freud in seiner Publikation ›Traumdeutung‹ (1900) definiert als die »Gesamtheit der Operationen, die die Traummaterialien (körperliche Reize, Tagesreste, Traumgedanken) in ein Produkt umwandeln: den manifesten Traum« (Laplanche & Pontalis, S. 519).

240   Schredl, 2006, S. 62.

figkeit, die Persönlichkeitsdimension ›Dünne Grenze‹[241], die positive Einstellung zu kreativen Aktivitäten und die visuelle Vorstellungskraft«[242] zu sein. Zur Erklärung dienen zudem die physiologischen Bedingungen wie beispielsweise der niedrige Muskeltonus während des REM-Schlafs, der von einem Entspannungszustand begleitet ist, in dem das Denken weitreichenden Assoziationen und kreativen Ansätzen folgen kann - anders als in NREM-Träumen und im Wachleben mit seinem aufgabenbezogenen konvergenten Denken.

Die Gedächtnisbildung

Die diversen Einflüsse, die unterschiedliche Schlafstadien auf die Gedächtnisbildung und damit auf die Erinnerungsfähigkeit ausüben, zeigen sich seit einigen Jahrzehnten in der Forschung immer deutlicher.

Es ist inzwischen belegt, dass ein Gedächtnis ontogenetisch zunächst zu erwerben ist, und je nach der Art des zu speichernden Inhalts, werden unterschiedliche Gedächtnissysteme genutzt.[243] Diese einzelnen Systeme basieren auf unterschiedlichen Hirnstrukturen und neurophysiologischen Mechanismen, die den Schlaf - und sogar spezielle Stadien - für ihre Prozesse der Gedächtnisbildung benötigen.

241 ›Dünne Grenze‹ beschreibt die Persönlichkeitsdimension ›sehr sensibel‹, ›kreativ‹ und ›stressanfällig‹ (Schredl, 2006, S. 60).

242 Ebd., S. 60.

243 Markowitsch, 2009, S. 74; Hallschmid & Born, S. 77.

Für die Entwicklung und das Funktionieren der Gedächtnisse sind drei Teilprozesse erforderlich [Tabelle 4]: Zuerst ist eine Information zu lernen [▶ Box 19]. Das bedeutet ihre sogenannte Enkodierung[244] in eine neuronale Spur, die anfänglich sehr fragil ist und sich nur durch wiederholte Nutzung verstärkt, wobei sich allmählich sehr differenzierte neuronale Repräsentationen auf der Großhirnrinde bilden.[245] Im folgenden Schritt ist diese neuronale Spur jeweils zu festigen, zu konsolidieren.

Der Konsolidierungsprozess, der verstärkend oder sogar ausschließlich im Schlaf stattfindet, führt gleichzeitig »auch zu einer verstärkten Verknüpfung neuer Gedächtnisinhalte mit bereits im Langzeitgedächtnis vorhandenen Inhalten.«[246]

Da bei der Verarbeitung von Reizen im Wachen und zur Konsolidierung von neu enkodierten Gedächtnisinhalten vom

244 Enkodierung, Encodierung [engl. encoding]. Unter Enkodierung »versteht man in der Gedächtnisforschung den mentalen Prozess der (bewussten oder unbewussten) Einspeicherung von mentalen Inhalten in eine (oder mehrere) Gedächtniskomponente(n) zum Zweck der langfristigen Speicherung und des späteren Abrufs« (Dorsch, S. 518).

245 Um die Nervenfasern entstehen durch ihre Aktivierung isolierende Myelinscheiden, deren zunehmende Dicke die Geschwindigkeit erhöht, mit der die Informationen weitergeleitet werden: Sind es zunächst drei Meter pro Sekunde, mit der die Aktionspotentiale geleitet werden, können sie schließlich durch die Nutzung circa 110 Meter pro Sekunde erreichen.

246 Dudai, 2004, in: Hallschmid & Born, S. 75. Hier wird das sogenannte Langzeitgedächtnis mit der bereits konsolidierten Information gleichgesetzt. Mit der Differenzierung von Kurzzeit-, Langzeit- und Arbeitsgedächtnis sind in der Psychologie die Merkfähigkeit sowie die Speicher- und Vergessenseffekte gemeint, die für die Aufnahme der Informationen im Wachen relevant sind (siehe hierzu: Markowitsch et al. S. 289-303).

Nervensystem dieselben neuronalen Netzwerke genutzt werden, können diese Prozesse im Schlaf stattfinden, ohne von neuen, zu enkodierenden Reizen gestört zu werden.

Im Verlauf des Lernprozesses sind diese gespeicherten Inhalte immer wieder abzurufen, zu wiederholen - auch in ihren Variationen - und erneut zu festigen. Neuronale Strukturen, die dabei genutzt werden und die sich gegenseitig anregen, bilden komplexe Netzwerke, die umso leistungsfähiger und schneller sind, je öfter sie genutzt werden: ›Fire together, wire together‹. Ein Abruf der Erinnerungen erfolgt dann jeweils unter der aktuellen Perspektive und mit den bis dahin erworbenen Fähigkeit des Menschen und wird in dieser Veränderung erneut enkodiert und konsolidiert.

Mit jeder neuen oder ergänzenden Informationen, die abzuspeichern ist, findet während des Schlafs ein Strukturumbau im Gehirn statt, der gleichzeitig mit einem Rückbau von Synapsen des jetzt zu korrigierenden verbunden ist. Das Gehirn ersetzt, streicht und ergänzt also im Kontext seiner individuellen Lernerfahrungen autonom das ursprüngliche Narrativ.[247] Hierzu zählt beispielsweise das Löschen der bereits länger ungenutzten Informationen nach dem Motto ›Use it or lose it‹ sowie das der Überkapazitäten in den ersten 18 Lebensjahren, die durch sich erweiternde Repräsentationen als Informationsquellen überflüssig sind. Diese nächtliche Strukturände-

---

247 Ein bekanntes Beispiel für die sich verändernde Erinnerung im Verlauf der Zeit mit den diversen wiederholten Berichten des Erlebten, sind Zeugenaussagen, in denen sich die Inhalte immer wieder, durch Einstellungsveränderungen und Assoziationen zu anderem Abgespeichertem, modifizieren.

rung dient sowohl der Ökonomie[248] als auch der »Regulation der Raumnutzung des Gehirns und bereitet [...] auf die Anpassungs- und Lernaufgaben vor, die die nächste Wachperiode erfordert.«[249]

	Lernprozesse	Funktionen im Gedächtnis
1	Lernen	Enkodieren der ›Information‹
2	Konsolidierung	Verfestigen und verknüpfen
3	Abruf	Erinnern der Inhalte

Tabelle 4: Der neuronale Lernprozess. Die drei Teilprozesse für die Funktionen im Gedächtnis, deren fortwährende Wiederholung der Schritte 1-3 zur weiteren Veränderung der Gedächtnisinhalte bei zunehmender Konsolidierung führt (zusammengestellt nach Hallschmid & Born, 2006).

So verändert sich jede Erinnerung durch den dreischrittigen Prozess immer wieder und bildet zunehmend komplexere, miteinander vernetzte, Muster, denen das Gehirn bei der Lösung von Aufgaben den Vorzug gibt: Es benötigt dann weniger Energie und kann effizienter arbeiten.

Das Gehirn an sich ist plastisch, und jedes Erleben beeinflusst das darauf folgende.[250] Regelmäßig genutzte Regionen wachsen, die vernachlässigten schrumpfen oder verschwinden

248 Das Aufrechterhalten der Erinnerungen erfordert einen permanenten Energieeinsatz, so dass ihre Fragmentierung, ihre schnelle Abrufbarkeit oder ihr Rückbau bis zur Löschung den Energieverbrauch deutlich reduziert.

249 Schäfer, 2011, S. 7-8

250 Die ›neuronale Plastizität‹ ist die Fähigkeit des ZNS als Organismus »mit strukturellen und funktionellen Veränderungen auf Umwelteinflüsse zu reagieren« (Heubrock, S. 311). Sie zeigen sich auf zentralnervöser Ebene im Erleben und Verhalten.

sogar. Der Schlafzustand bietet »optimale Bedingungen, um frisch enkodierte Gedächtnisinhalte ›offline‹ erneut zu prozessieren, zu stabilisieren und in Langzeitgedächtnisinhalte zu integrieren.«[251] Er gilt als essenziell für die Bildung von Gedächtnisinhalten und als »mittelbare Voraussetzung für das Funktionieren des Bewusstseins.«[252]

Eine Unfähigkeit, sich an etwas zu erinnern, kann einerseits auf den Zerfall der Gedächtnisspur hinweisen, da die Konsolidierung fehlt oder auf das Löschen der Spur durch eine sogenannte Reizüberflutung, andererseits ist auch eine Störung oder Blockade durch psychische Faktoren möglich.[253]
Eine abrufbare Erinnerung ist in unterschiedlichen Systemen gespeichert und kommt durch das assoziierte und integrierte Zusammenwirken der über das Gehirn verteilten einzelnen Regionen zustande, in denen die Inhalte repräsentiert sind und die den individuell erworbenen Verhaltens- und Denkmustern folgen.[254]
Bisher werden die einzelnen Gedächtnissysteme in drei Kategorien unterteilt: in das deklarative, das non-deklarative und das emotionale [Abb. 16].

251 Hallschmid & Born, S. 101.

252 Ebd., S. 75.

253 Hier soll im Folgenden ausschließlich die Wirkung des Schlafs und seiner Stadien auf Prozesse der Gedächtniskonsolidierung thematisiert werden.

254 Konsolidierung und Abruf sind immer nur temporär und »überdies gegenüber nachfolgender Information und gegenüber zwischenzeitlichem Informationsabruf [ein anfälliger dynamischer] Prozess. *Panta rhei* trifft somit […] auf die Ablagerung von Information« (Markowitsch, 2009, S. 113) zu.

Box 19: Lerninhalte im Lebensverlauf

Je nachdem, in welchem Lebenszyklus sich der Mensch befindet, sind neben den situativen auch entwicklungsabhängig Aufgaben zu erfüllen, die diverse organismische Fähigkeiten erfordern. Diese - obwohl im Gehirn ›angelegt‹ - sind zunächst zu erlernen und im Lebensverlauf immer wieder anzupassen. Das in der Evolution entstandene ›Entwicklungsprogramm‹ erfordert neben den physiologischen Prozessen, die beispielsweise das Wachsen und die Immunreaktionen betreffen, das Erlernen konkreter kognitiver Inhalte, die nur in den sogenannten ›Kritischen Phasen‹ eines bestimmten Lebenszyklus' stattfinden.[1]

Dass jeder Mensch seine Bewegungsabläufe wie Sitzen, Stehen und Gehen ebenso zu erlernen hat, wie auch seine Sprache mit Artikulation und Wissensinhalten, scheint selbstverständlich zu sein: Weniger im Bewusstsein ist, dass zudem sämtliche Sinneswahrnehmungen zu erlernen sind: Sehen, Hören, Fühlen, Schmecken, Riechen - die bekannten fünf Sinne - sind noch um weitere wie beispielsweise Temperatur, Schmerz, Gleichgewicht und Zeit zu ergänzen. Ebenfalls zu erlernen sind die Rhythmen in ihrem Wechsel von Wachen und Schlafen, das Gespür für die Balance von Sympathikus und Parasympathikus, Hunger und Sattsein, sowie für das rechte individuelle Maß in der eigenen Lebensart, das sich immer wieder verändert.

Weitere Informationen hierzu finden sich in Band 2.

1   Als kritische Phase wird der Zeitraum bezeichnet, in dem das Gehirn bereit ist, bestimmte Fähigkeiten zu erlernen: Es lernt generell nur das, was in seiner organismischen Entwicklung im Sinne des Überlebens gerade erforderlich ist. Der Prozess lässt sich weder beschleunigen noch vorwegnehmen oder gar nachholen - werden in dieser Phase Lerninhalten versäumt, ist ein Erlernen irreversibel vorbei.

Zum deklarativen System zählen das semantische mit dem sogenannten Weltwissen - einem Faktenwissen über unterschiedlichste Bereiche - wie auch das episodisch-autobiografische Gedächtnis, das Fakten und Ereignisse speichert, die zur eigenen Biografie gehören.

Das non-deklarative ist unterteilt in das prozedurale Gedächtnis, in dem sensorische und motorische Fertigkeiten abgespeichert werden sowie in die weiteren impliziten[255] Gedächtnisarten Konditionierung, non-assoziativ und Priming, in denen unbewusst gelernte Inhalte abgespeichert werden und deren Abruf ebenfalls unbewusst erfolgt.

Beim emotionalen Gedächtnissystem verstärken emotional sehr aversive oder positive Inhalte die Gedächtnisbildung in deklarativen wie auch non-deklarativen Systemen.

Obwohl im Folgenden die einzelnen Gedächtniskategorien jeweils separat aufgeführt werden, sind beim Lernen die Inhalte komplex miteinander vernetzt und in allen Bereichen zu enkodieren, zu konsolidieren, wieder abzurufen und als Erinnerung immer wieder zu modifizieren.[256]

Daher sind in der Praxis zwar alle drei Kategorien gemeinsam an der Erinnerung beteiligt, ihr Abspeichern benötigt jedoch unterschiedliche Schlafphasen und sogar Schlafzeiten.

255 Bei der Definition von Wissen wird zwischen zwei Zustände unterschieden: implizites versus explizites Wissen. Implizites Wissen existiert als Können und Erfahrung, das erworben wird, ohne beschreiben zu können, ›wie‹ es geht, obwohl es genutzt wird. Explizites Wissen ist mit Worten oder Schrift beschreibbares Wissen, das auch für andere greifbar ist,

256 Vgl. Walker, 2009.

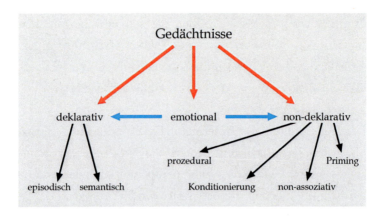

Abb. 16: Überblick der einzelnen bisher bekannten Gedächtnisse.
Die einzelnen Gedächtnisformen werden unterteilt in die deklarativen - mit dem semantischen, in dem Fakten wie das sogenannte
›Weltwissen‹ gespeichert werden, und dem episodisch-autobio-
graphischen Gedächtnis, in dem die zur eigenen Biographie gehö-
renden Fakten und Ereignisse abgelegt sind - sowie die non-deklarativen Gedächtnisse: Zu ihnen gehören das prozedurale und
non-assoziative Gedächtnis sowie Priming und Konditionierung.
Das emotionale Gedächtnis hingegen ist in einzelnen Bereichen des
limbischen Systems verortet und verstärkt die Behaltensfähigkeit in
den deklarativen und non-deklarativen Gedächtnissen. (modifiziert
nach Walker, 2009, S. 231).

Deklaratives Gedächtnis

Das deklarative Gedächtnis ist ein System, das essenziell auf
Funktionen des Hippocampus, seiner daran angrenzenden
hippocampalen Strukturen und auf neocorticalen Netzwer-
ken beruht. Im Hippocampus selbst, der in diesem System als
›Puffer‹ für das sogenannte ›Lernmaterial‹ fungiert - das für
Tage bis Monate zwischengelagert werden kann - werden die
Inhalte im neocorticalen Netzwerk über ihn weiter verarbei-
tet. Die Verweildauer bis zur Konsolidierung ist maßgeblich

für ›Fast-learning-Prozesse‹[257] oder den schnellen Verfall der Gedächtnisspur, je nach der quantitativen Beanspruchung durch neue Stimuli und der entsprechend erfolgten erforderlichen Schlafphasen.

Die Konsolidierung wird generell durch Schlaf über mehrere Nächte vollzogen, und sie ist auch bei zwischenzeitlicher Schlafdeprivation - zumindest partiell – kompensierbar, da latente ›Slow-learning-Prozesse‹ unterschwellig über mehrere Nächte weiterlaufen. Der Hauptanteil der Konsolidierung liegt für die deklarativen Inhalte im Delta-Schlaf, wobei auch die anderen Schlafphasen sowie die zentralnervösen und neuroendokrinen Wirkungen den späteren Gedächtnisabruf beeinflussen können, wie einige Untersuchungen vermuten lassen. Der positive Einfluss des Schlafs - und hier besonders des Tiefschlafs - auf die Gedächtnisleistung ist jedoch, selbst nach nur einmaliger Präsentation des Lerninhaltes, signifikant ausgeprägt.[258]

257 In Studien wird der Lernerfolg der Probanden als sogenannte Diskriminationsfertigkeit - die Fähigkeit, bei zunehmend kürzerer Darbietungszeit den Zielreiz überzufällig richtig zu beurteilen - gemessen und wird als Fast-learning bezeichnet. Anscheinend wird über den Hippocampus ein sehr schneller Lernprozess vermittelt, der die Induktion einer Gedächtnisspur ermöglicht, selbst wenn der zu erlernende Inhalt nur ein einziges Mal präsentiert worden ist. Kommt es bei Abruftestungen, die mehrere Tage nach der ersten Übung stattfinden, »ohne dass der Proband in dem (Behaltens-) Intervall zwischen der ersten Übungsphase und der erneuten Abruftestung die Aufgabe in irgend einer Weise trainiert hat« (Hallschmidt & Born, S. 79) zu weiteren Verbesserungen, so wird angenommen, dass ein latenter Slow-learning-Prozess unterschwellig abläuft, der diesen Leistungszuwachs verursacht.

258 Hallschmidt & Born, S. 84.

Der Zugriff auf die Inhalte des deklarativen Gedächtnisses, in dem explizit Gelerntes konsolidiert wird, erfolgt intentional-willentlich. Menschen lernen insofern nur das, was für sie wirklich wichtig ist, und wofür sie sich aus sich heraus begeistern. Der emotional positive oder aversive Aspekt ist dabei für ihre Lernbereitschaft von Bedeutung und eine Orientierung in ihrem Verhaltensrepertoire. Es hängt somit von ihrer subjektiven Bewertung ab, auf was sie ihre Aufmerksamkeit richten - alle darüber hinausgehende Reize werden vom Thalamus herausgefiltert und somit für das Bewusstsein ignoriert. Die individuelle Verlagerung der Aufmerksamkeit und der Nutzung verändert die Funktionsweise des Gehirns permanent. Es entwickelt sich »in der Mitte des zweiten Lebensjahres so weit, dass Speicherungen von Szenen und Lerninhalten auf bewusste Weise möglich werden (Köhler 1998).«[259] Die Gedächtnisinhalte sind dann vom Bewusstsein[260] begleitet, über die theoretisch sprachlich berichtet werden kann: Bereits im Alter von zwei Jahren verteidigen Kinder ihr bis dahin erworbene Verhaltensmuster aufgrund ihres Bewusstseins auch ohne Sprachfähigkeit und -verständnis vehement.

Explizites ›Wissen‹ an sich, ist erst nach einer aktiven Konsolidierung, unabhängig vom hippocampalen System, abrufbar.[261]

259 Resch, S. 34.

260 Bewusstsein ist unabhängig vom kognitiven ›Verstehen‹ der Inhalte, das sich erst in den aufeinander aufbauenden Lebenszyklen entwickelt.

261 Fehlt die Konsolidierung im Schlaf, zerfällt die Gedächtnisspur bald wieder. Ein Beispiel ist das Lernen für eine Prüfung, bei dem die Lerninhalte für diesen Zweck kurzzeitig abrufbar sind, bevor sie - meist durch den Wechsel der Aufmerksamkeit auf andere Inhalte - gelöscht werden.

Non-deklaratives Gedächtnis

Im Gegensatz zum expliziten Wissen, das sprunghaft einsetzt, entwickelt sich das implizite langsam und stetig. Seine Lerninhalte werden auf verschiedene Weise durch kontinuierliches Üben[262] erworben und in den unterschiedlichen non-deklarativen Gedächtnissen im Schlaf gespeichert.

›Learning by doing‹, ›try and error‹ und ›Versuch macht klug‹, sind drei Redensarten, die darauf verweisen, dass hier ein Lernen geschieht und ein ›Können‹ erworben wird, ohne es konkret beschreiben zu können: Ohne zu ›Wissen‹, wie es geht, wird es genutzt. Das bedeutet letztlich, dass implizit gelernte Inhalte automatisch ablaufen: »Automatisierte [Fähigkeiten und] Fertigkeiten sind [...] in ihrer Ausführung rasch, fehlerfrei und erfordern geringen kognitiven Aufwand.«[263] Wenn sie gelernt sind, bleiben sie ein Leben lang erhalten und sind über den Automatismus abrufbar indem sie genutzt werden ohne darüber nachzudenken, wie ›es‹ geht.

Diese Art der Gedächtnisbildung erfolgt jedoch nur, wenn der Schlaf in der Nacht »die der Lernphase unmittelbar folgt«[264] stattfindet. Sind viele implizite Inhalte zu lernen, wie in den ersten Lebensjahren, sind zudem tagsüber Schlafphasen zur Konsolidierung notwendig. Fehlen diese im erforderlichen Abstand und Ausmaß, kann es Defizite beim Erlernen der Sinneswahrnehmungen und Bewegungsabläufe geben, die

---

262 Eine optimale Leistung, z.B. bei Fließbandarbeiten, wird erst nach 1 bis 2 Millionen Handgriffen erreicht.

263 Haider & Hoyndorf, in: Handbuch Kognition, S. 275)

264 Hallschmid & Born, 2006, S. 81.

sich auch im Sprachvermögen zeigen können.[265] Ein Mittagsschlaf führt auch bei Erwachsenen zur Gedächtnisbildung für
zuvor trainierte Lerninhalte, was ebenfalls »auf einen während des Schlafs stattfindenden Slow-latent-learning-Prozess
hinweist,«[266] wie beim Erlernen deklarativer Inhalte. Folgt
nach der Lernphase hingegen eine sieben- bis zwölfstündige
Wachphase, bleibt der sogenannte Lernerfolg aus.

Das Lernen der prozeduralen Inhalte findet im Wesentlichen
im REM-Schlaf statt, der in den ersten Lebensjahren prozen-
tual zum Gesamtschlaf sehr hoch ist und sich erst zu Beginn
des dritten Lebensjahrzehnts reduziert, wenn grundlegende
neuronale Lernprozesse abgeschlossen sind.[267]

Unter dem Begriff ›non-deklaratives Gedächtnis‹ ist eine he-
terogene Ansammlung impliziter Gedächtnisprozesse subsumiert, die ohne hippocampale Funktionen ablaufen. Im
Folgenden werden sowohl das prozedurale und das non-assoziative Gedächtnis als auch die Konditionierung und das
Priming thematisiert.

Prozedurales Gedächtnis

Die neuropsychologisch wichtigste Form im non-deklarativen
System ist das prozedurale Gedächtnis, zu dem viele Unter-
suchungen - besonders in der Abgrenzung zum deklarativen
Gedächtnis - durchgeführt worden sind.

265 Die Funktionen des Schlafs mit den kognitiven, sozialen
und vitalen Prozessen in ihrer Auswirkung auf das Wachleben,
werden in Band 2 ausführlich thematisiert.

266 Mednick, Nakayama & Stickgold, 2003, S. 697-698.

267 Hallschmid & Born, S. 89.

Im prozeduralen Gedächtnis sind sämtliche Sinneswahrnehmungen sowie Bewegungsabläufe abzuspeichern. Diese sind, wie schon zuvor erwähnt, zwar im Organismus angelegt, müssen jedoch erlernt werden, um über sie verfügen zu können. Im motorischen Bereich sind es zum Beispiel die Fähigkeiten wie Gehen, Schwimmen, Fahrradfahren, die »durch das wiederholte Üben der entsprechenden sensorischen und motorischen Vorgänge allmählich eingespeichert und - wenn sie einmal erlernt sind - ein Leben lang behalten«[268] werden.

Auch für das Erlernen visueller Fähigkeiten ist eine deutlicher Nutzen in diversen Studien belegt.[269] So kommt es bei einer prozeduralen Aufgabe im Bereich der visuellen Wahrnehmung - ebenso wie bei der Motorik - zur spontanen Leistungsverbesserung, sofern sie nach einer Schlafphase wieder abgerufen wird.

Für einige Formen prozeduraler Gedächtnisbildung ist der Schlaf sogar eine notwendige Voraussetzung. Man nimmt an, dass auch hier ein unterschwellig weiterlaufender Slow-learning-Prozess dafür verantwortlich ist, der für die Sinneswahrnehmungen wie auch für den motorischen Bereich die substanziellen, längerfristigen Leistungszuwächse durch Schlaf ermöglicht. Zumindest für die visuellen Systeme zeigen neuere Untersuchungen, dass die Konsolidierung sogar ausschließlich im Schlaf stattfindet und die Diskriminationsgeschwindigkeit signifikant beschleunigt ist.[270]

268 Hallschmidt & Born, S. 78.

269 Walker, S. 236-238.

270 Das Sehen lernen erstreckt sich über circa 12 Jahre und baut in den einzelnen Lebenszyklen aufeinander auf: Was in einem Zyklus versäumt wird, ist unwiederbringlich vorbei.

Zu beachten ist, dass im Behaltenszeitraum immer nur die jeweils trainierten Reize im Schlaf konsolidiert werden. Hierbei ist auch der Ort der Repräsentation im Gehirn von Belang, da zwischen der rechten und linken Hemisphäre insofern zu unterscheiden ist, dass die Diskriminationsleistung auch nur für die Stimuli auf der Hemisphäre zu verzeichnen ist, mit der sie auch trainiert werden.

Wie die Mimik und andere Prozeduren eingeübt werden, lässt sich bei einem Baby gut beobachten, das neben den Schmeck-, Lutsch- und Saugbewegungen im Schlaf auch das Lächeln übt. Die Bewegungsabläufe werden so lange trainiert, bis der Säugling sie auch im Wachzustand beherrscht. Beim Üben des eigenen Lächelns benötigt es circa 4-5 Monate, um eine lächelnde Mimik in seiner Umgebung erkennend zu erleben.[271] Um Lächeln und Traurig sein differenzieren zu können, benötigt es noch weitere sieben Monate.[272]

Bei den prozeduralen Prozessen bilden sich in bestimmten Hirnregionen Repräsentationen, die sich zunehmend zu neuronalen komplexeren Netzwerken verbinden und sich immer wieder an veränderte Bedingungen im Innen und Außen anpassen. Es entstehen individuelle Wahrnehmungs- und Bewegungsmuster, die als non-deklaratives Gedächtnis das Verhalten beeinflussen.

271 Über die sogenannten ›Spiegelneuronen‹ werden affektive Muster, die im Umfeld erkannt werden, im eigenen Gehirn angeregt und somit erlebbar. So überträgt sich beispielsweise die Stimmung eines einzelnen auf die gesamte Gruppe - die der Gruppe auf einen Einzelnen, der zur Gruppe neu hinzukommt.
272 Bleckmann, S. 27.; Zulley & Knab, S. 240.

Wird nun mit einem bestimmten Reiz - wie beispielsweise einer Melodie, einem Duft oder einer Landschaft - eine bestimmte kognitive oder affektive Gedächtnisspur aktiviert, die dann eine Zeit lang zugänglicher ist, als andere Gedächtnisspuren ist, entsteht Priming.

Priming[273]

Beim Priming werden implizite »Gedächtnisinhalte, Denkoperationen oder Verhaltensweisen aktiviert [...], die im Folgenden erhöht zugänglich sind.«[274] Auslöser ist jeweils ein sogenannter Schlüsselreiz - Prime[275] - der bestimmte Gedächtnisspuren ›wachruft‹ und vielfältige Assoziationen auslösen kann. Es findet eine Informationsverarbeitung statt, die »ein Zusammenspiel aus stimulusbasierten (bottom-up) Prozessen und gedächtnisbasierten, z.B. schemageleiteten (top-down) Prozessen [ist]. Kognitiv wachgerufen werden dabei jene Schemata, die am besten zu den Schlüsselreizen im Stimulus passen.«[276]

273 Der Begriff Priming [engl.] bedeutet (Vor-) Bahnung, Vorbereitung, Zündung. Er wurde erstmals in den 1950er-Jahren in der Psychologie verwendet und ist inzwischen als Priming-Konzept Teil der Kognitionspsychologie und als Priming-Ansatz Teil der Kommunikationswissenschaft.

274 Bermeitinger, in: Dorsch, S. 1428.

275 Ein Prime, ein sogenannter Schlüsselreiz, kann ein einzelnes Wort sein, ein Stereotyp, ein Thema oder etwas ähnliches, das beispielsweise ein bestimmtes Schema eines kognitiven oder affektiven Netzwerkes aktivieren kann.

276 Scheufele, S. 12. Neben dem Schema - einer Vorstellung, die sich aufgrund von Vorwissen über eine Objektklasse bildet - unterscheidet die Kognitionspsychologie verschiedene kognitive Einheiten wie beispielsweise Kategorien, Prototypen und Scripte mit ihren Szenarien.

Ein Beispiel für einen bottom-up Prozess ist der sogenannte ›Ohrwurm‹, eine Melodie, die sich wiederholend und in den Gedanken kreisend quasi festsetzt, Erinnerungen an Menschen und Situationen oder Gefühle wachruft, Assoziationsketten bilden kann und plötzlich wieder verschwunden ist.

Beim top-down Prozess prägt das individuelle Schema, welche Informationen aufgenommen und welche übersehen oder sogar ignoriert werden. Kinder imitieren beispielsweise ihr ›Vorbild‹ in dessen Mimik, Gestik, Körperhaltung und Verhaltensweisen und üben sich darin, es nachzuahmen.[277] Selbst Erwachsene haben ihre positiven aber auch negativen Vorbilder, denen sie entweder bewusst oder unbewusst folgen, vielleicht auch das Gegenteil anstreben. Die das Schema störenden Informationen werden dabei ausgeblendet.

Beim Priming stehen die bottom-up und die top-down Prozesse in Wechselwirkung zueinander: Wird beispielsweise in den Medien ein Prime häufiger thematisiert, steigt gleichzeitig die Aufmerksamkeit für das damit verbundene Thema.

Aufgrund der individuellen Schemata entwickeln sich die darauf aufbauenden Informationen dann ›schemageleitet‹ weiter. Je häufiger sie über einen Prime aktiviert werden, desto höher ist die Wahrscheinlichkeit für einen Abruf, wobei bei ›erst kürzlich‹ angeregten Schemata ebenfalls die Zugänglichkeit zum Schema-Netzwerk steigt, das wiederum korrespondierende Schema-Netzwerke in das Priming einbeziehen kann.

277 Ein Beispiel für das Lernen ohne Imitation scheint das des Krabbelns zu sein: Hier fehlt i.d.R. das Vorbild und es entwickelt sich eine völlig eigene Art und Weise, die eigene Position im Raum zu verändern.

Ob ein Prime ein Schema aktiviert, ist somit abhängig von seiner Anwendbarkeit, Verfügbarkeit und Zugänglichkeit.

Die im Lebensverlauf gebildeten Vorurteile, Stereotype oder Präferenzen, Einstellungen und Werte beeinflussen so - unbewusst - die non-deklarative Gedächtnisbildung.

Konditionierung

Das Wort ›Konditionierung‹ fungiert beispielsweise als Prime, indem die Gedächtnisspur an den ›Pawlow'scher Hund‹[278] aktiviert wird, die zudem weitere Schlüsselreize mit Situationen und Gefühlen auslösen kann.

Im Kontext des non-deklarativen Gedächtnisses ist die Konditionierung in diversen Formen zu finden, die zu einem bestimmten Verhalten führt, das unter anderem den zwischenmenschlichen Umgang miteinander regelt, das zu erlernen und zu konsolidieren ist. Hierzu zählen neben den Regeln auch Rituale sowie kulturelle und gesellschaftliche Rahmenbedingungen: Sie werden bereits im Säuglingsalter durch Beobachtung der Vorbilder eingeübt und im Lebensverlauf immer weiter an die sich verändernden Bedingungen angepasst. Sobald ein Verhalten konditioniert ist, läuft es automatisch ab, ohne weitere Energie für Entscheidungsprozesse zu benötigen.

278   Iwan Petrowich Pawlow (Nobelpreis 1904) beschrieb 1927 ein Experiment, bei dem Hunde als Versuchstiere eingesetzt wurden: Als unkonditionierter Stimulus [US] wurde Futter eingesetzt, das bei ihnen die unkonditionierte Reaktion [UR] ›Speichelfluss‹ auslöste. Nach mehrmaliger Kombination eines Glockentons (konditionierter Stimulus) [CS] mit dem Futter [US], trat eine der [UR] ähnliche Reaktion [=CR] bereits mit dem Glockenton - ohne Futter - auf.

Gesellschaftlich hat die Coronapandemie eine Vielzahl neuer Verhaltensweisen erfordert, die zu Beginn durchaus der Erinnerung bedurften,[279] bis sie zunehmend konditioniert waren, ohne über die Regeln nachdenken zu müssen. Auch bei den diversen Veränderungen der Vorschriften, waren sie jeweils relativ schnell umzusetzen: Jemanden beispielsweise mit Maske zu sehen, ergab die Assoziation zum ›Maske-aufsetzen‹.

Die Konditionierung begleitet jeden Menschen in seinem täglichen Leben: ob in Begrüßungsritualen und bei den Tischsitten, bei Festen im privaten oder gesellschaftlichen Kontext, bei akustischen und visuellen Signalgebern wie Martinshorn oder der Ampelanlage - das entsprechende Verhalten ist gelernt und wird dann automatisch abgerufen und praktiziert.

non-assoziativ

Während beim Priming und bei der Konditionierung bestimmte Gedächtnisspuren aktiviert werden, bei denen das Außen das eigene Denken und Handeln beeinflusst, ist für das non-assoziative Gedächtnis das Gegenteil angestrebt.

Hier ist zu lernen, dass es bestimmte Reize gibt, die für das eigene Sein ohne Belang und daher möglichst zu ignorieren sind. Die Schwierigkeit besteht darin zu unterscheiden, ob etwas in diesem Sinne[280] relevant ist, und was ausgeblendet wer-

279   In diesem Beispiel ist die Akzeptanz für die (gesetzlichen und gesellschaftlichen) Regeln vorausgesetzt. Werden diese abgelehnt, entsteht jedoch ebenfalls eine konditionierte Reaktion im Zuwiderhandeln.

280   Für das eigene Sein ist neben den persönlichen Präferenzen auch die moralische und ethische Verantwortung für das soziale Umfeld und die Natur subsumiert.

den kann und soll.

Dazu zählen beispielsweise Geräusche, die das Gehirn zwar immer registriert, doch ob es ein Signal für das individuelle ›Handeln-sollen‹ ist, ist erst als Regel mit ihren Ausnahmen zu differenzieren. So sind Kirchturmglocken, die zur Messe rufen oder die Zeit angeben, nur dann von Bedeutung, wenn sie als Signal für das eigene Handeln dienen - andernfalls sind sie ohne Belang und können ausgeblendet werden. Für Gespräche im Restaurant am Nachbartisch gilt es ebenso: Nur wenn das Ohr eine wichtige Information für den eigenen Kontext wahrnimmt, lohnt sich das Hinhören. Auch das Atmen oder Schnarchen des Partners könnte überhört werden, wenn es im non-assoziativen Gedächtnis abgespeicht wäre - relevant sind diese Geräusche nur, wenn sie auf das eigene Genervtsein in der Partnerschaft verweisen oder wenn die Atmung des anderen zwischenzeitlich aussetzt, und damit eine Gefahr verbunden ist.

Emotionales Gedächtnis

Eine emotionale Beteiligung in Wachsituationen erhöht die Wahrscheinlichkeit für das Abspeichern deklarativer und non-deklarativer Inhalte sowie das, von diesem Ereignis zu träumen. Emotional positiv oder aversiv konnotierte Inhalte werden nach dem Schlaf besonders gut erinnert. Für diesen Konsolidierungseffekt sind die Amygdala-Kerne von zentraler Bedeutung.[281]

281   Hallschmid & Born, S. 78. Zur Funktion und Aufgabe der Amygdala vgl. nochmals Seite 59.

Besonders der REM-Schlaf scheint die Emotionalität erlebter Inhalte zu verstärken. »Man vermutet, dass im REM-Schlaf Erinnerungsspuren je nach ihrer emotionalen Valenz für die Langzeitspeicherung selektiert werden.«[282] So werden Erinnerungen hoher Emotionalität weiter verfestigt, die mit geringer Valenz hingegen gelöscht.[283]

Wird in einer bestimmten Situation nur die Qualität eines Reizes wahrgenommen, die zu eigenen Assoziationen passt und die Richtung des Verhaltens determiniert - wie bereits beim Priming beschrieben - so ist der Affekt maßgeblich für diese Einstellung und dieses Verhalten der Person. Allein aufgrund der affektiven Wahrnehmung und der so erworbenen Gedächtnisinhalte sind Agieren und Reagieren möglich, ohne dass eine Reflexion erfolgen muss. Diese affektive Komponente hat einen großen Einfluss auf die Gedächtnisbildung und damit auf gesellschaftliche Strukturen, die durch die Einzelnen sowohl das Miteinander im zwischenmenschlichen Bereich als auch zur Umwelt und zur Natur gestalten.

Besonders für Kinder in den ersten Lebensjahren sind die eigenen und die beobachteten Emotionen und Gefühle eine wesentliche Orientierung, die sowohl die Entwicklung ihrer Einstellungen als auch die ihres Verhaltens im sozialen Umfeld mitbestimmen.[284] Heranwachsende suchen sich zunehmend ›Gleichgesinnte‹ wie bei Freundschaften oder in der ›Peer Group‹, die ihren eigenen emotionalen, gelernten Verhaltensmustern entsprechen.

282   Poe et al., in: Hallschmid & Born, S. 92.

283   Vgl. Walker, S. 232-233.

284   Vgl. Fazio; vgl. Mann, Kap. 6.

Einfluss der Gedächtnisbildung auf das Leben

Der Mensch kann nur erkennen, was er kennt:[285] Jeder Reiz von innen oder außen wird als gebündelte Information vom Gehirn registriert und dann entweder - je nach dem individuellen Denk- und Verhaltensmuster - gleich als irrelevant abgewiesen oder zur Verarbeitung an die entsprechenden Bereiche weitergeleitet. Neues, Interessantes, Attraktives wird es ›kennenlernen‹ wollen, dabei ist an bereits Bekanntes anzuknüpfen, um es zu erweitern und zu vertiefen.

Beim Lesen dieses Buches tragen dessen Inhalte ebenfalls zur Gedächtnisbildung bei - wie auch immer der Verarbeitungsprozess im eigenen Gehirn abläuft, es verändert sich beim Lesen.

Wie hier zum Abschluss des ersten Bandes beschrieben, sind im ersten Schritt die Informationen des Buches in ›verdaulichen‹ Etappen zu lesen, zu verstehen und in ihrem komplexen Kontext in das eigene Denken einzuordnen. Je nachdem, ob die einzelnen Inhalte akzeptiert oder abgelehnt werden, entsteht im eigenen Gehirn eine neue Struktur, die dann nur noch durch Schlafen zu festigen ist. In diesem zweiten Schritt sind dann die deklarativen Inhalte überwiegend im Tiefschlaf und die der non-deklarativen im REM-Schlaf zu konsolidie-

---

285 Natürlich gilt dieser Satz ebenfalls für Tiere: Auch sie können nur erkennen, was sie ›gelernt‹ haben - wer oder was ihnen beispielsweise gefährlich werden kann, haben sie zunächst zu erlernen, sonst werden sie ›gefressen‹. Ein darüber ›Wissen‹ jedoch und die Reflexionsfähigkeit des Gehirns, über sich selbst und ›die Welt‹ nachzudenken, ist dem Menschen vorbehalten.

ren, wobei die beim Lesen erlebten Emotionen den Festigungsprozess - wie zuvor beschrieben - beeinflussen. Durch den immer wieder erfolgenden Abruf bei jedem Weiterlesen - und den sich wiederholenden Zugriffen auf bereits zuvor ›Gewusstes‹ und ›Gelesenes‹ werden - im dritten Schritt - die Erinnerungen an die Inhalte immer komplexer, das ›Wissen‹ über den Schlaf und die verborgenen Aktivitäten im Organismus wächst und die eigene Position hierzu bildet sich.

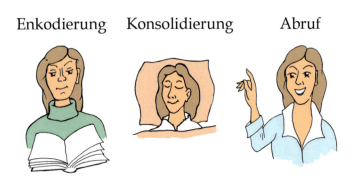

Enkodierung   Konsolidierung   Abruf

Abb. 17: Eva lernt beim Lesen dieses Buches. Die Theorie des Buches kann hier beim Lesen in die Praxis umgesetzt werden. Die einzelnen Inhalte sind dabei zunächst zu enkodieren, bevor sie vom Gehirn verarbeitet werden können: Im Wachen sind die Informationen zu lesen, zu reflektieren, als relevant oder irrelevant einzustufen, an bereits Vorhandenes mit pro und contra anzuknüpfen und auf diversen Neuronenbahnen miteinander zu vernetzen. Im Schlaf ist dann der gesamte Kontext während des Tiefschlafs und des REM-Schlafs zu konsolidieren, natürlich unter der Beteiligung der Amygdala und anderer Teile des limbischen Systems. Nach dem Schlaf ist das intrinsische Wissen der non-deklarativen Gedächtnisse - hierzu zählt beispielsweise die Erinnerung an die Abbildungen - mit einigen Merkmalen vorhanden: Sie sind weiterhin durch Betrachtungen für das Gesamte einzuüben, bis es automatisiert ist. Die deklarativen wachsen bereits, wenn das Gehirn mehrere Nächte gut darüber schläft, ohne allerdings dabei den Konsolidierungsprozess zu stören.

Lernen ist ein interaktiver Prozess zwischen bereits ›Gewuß-tem‹ mit dem ›Neuen‹, reflektiert durch die eigenen Denk- und Verhaltensweisen.

So entsteht - mit dem Lesen und dem neurologischen Ver-arbeiten des Inhaltes von Band 1 - eine Vorbereitung auf die Informationen zu ›den‹ Funktionen des Schlafs mit ihren Auswirkungen auf das Wachleben, die in Band 2 thematisiert sind. Auch die Rahmenbedingungen für eine hohe Schlafqua-lität, dort beschrieben, können dann - sofern gewollt - für die eigene individuelle Situation berücksichtigt und angewendet werden.

VERZEICHNISSE

Literatur

Adelman G. (Ed.). (1987). Encyclopedia of Neuroscience. Vol. 2. Foreword by F. O. Schmitt. Boston: Birkhäuser.

Anders T., Emde R. & Parmelee A. (1971). A manual of standardized terminology, techniques and criteria for scoring of states of sleep and wakefulness in newborn enfants. UCLA Brain Information Service, NINDS Neurological Information Network,1-29.

Aschoff J. (1965). Circadian Clocks. Proceedings of the Feldafing Sommer School. 7-18 September 1964. Max-Planck-Institut für Verhaltensphysiologie. Erling – Andechs, Germany. Amsterdam: North-Holland Puplishing Company.

Aschoff J. (1971). Temperaturregulation. In O. H. Gauer, K. Kramer & R. Jung (Hrsg.), Physiologie des Menschen. Bd. 2, Energiehaushalt und Temperaturregulation (S. 43-116). München: Urban & Schwarzenberg.

Aschoff J. (1983). Die innere Uhr des Menschen. In A. Peisl & A. Mohler (Hrsg.), Die Zeit. Schriften der Carl Friedrich von Siemens Stiftung, Bd. 6 (S. 133-144). München: Oldenbourg.

Albrecht U. (2012). Timing to Perfection: The Biology of Central and Peripheral Circadian Clocks. Neuron Review, 74: 246-260.

Aserinski E. & Kleitmann N. (1955).Two typesof ocular motility occuring in sleep. J. Appl Physiol 8: 1-10.

Baggaley A. (Ed.). (2002). Anatomie Atlas. Aufbau und Funktionsweise des menschlichen Körpers. (Titel der englischen Originalausgabe Human Body). Münschen: Dorling Kindersley Verlag GmbH.

Bartuschat W. (Hrsg.). (2006). Spinoza B. de. Kurze Abhandlung von Gott, dem Menschen und dessen Glück. Ethik in geometrischer Ordnung dargestellt. Werke in drei Bänden. Band 1. (Kurze Abhandlung von Gott, dem Menschen und dessen Glück: Auf der Grundlage der Übersetzung von Carl Gebhardt neu bearbeitet, eingeleitet und herausgegeben von Wolfgang Bartuschat. Hamburg, 1991. Ethik in geometrischer Ordung dargestellt: Neu übersetzt und mit einer Einführung versehen von Wolfgang Bartuschat, Hamburg, 1999). (Sonderausgabe aus der Reihe »Philosophische Bibliothek«). Hamburg: Felix Meiner Verlag.

Baumann T. (2007). Atlas der Entwicklungsdiagnostik. Vorsorgeuntersuchungen von U1 bis U10/J1. (2., völlig überarbeitete und erweiterte Aufl.). Stuttgart; New York: Georg Thieme Verlag.

Bear M. F., Connors B. W. & Paradiso M. A. (2009). Neurovegetative und modulatorische Systeme. (C. Hornung, Übers.). In A. Engel, Neurowissenschaften. Ein grundlegendes Lehrbuch für Biologie, Medizin und Psychologie (S. 537-568).

Benington, J. H. & Heller, H. C. (1995). Restoration of brain energy metabolism as the function of sleep. Prog. Neurobiol., 45: 347-360.

Bermeitinger C. (2021). Priming. In M. Wirtz (Hrsg.) Dorsch - Lexikon der Psychologie. (20. überarbeitete Aufl.). Bern: Hogrefe Verlag.

Berson DM. et al. (2002). Phototransduction by retinal ganglion cells that set the circadian clock. Science 295: 5557.

Bleckmann, K. H. (1955). Der Schlaf des Kindes. Biologie, Psychologie, Pathologie, Therapie. (Mit einem Vorwort von O. Bossert). Göttingen: Verlag für Medizinische Psychologie.

Birbaumer N. & Schmidt R. F. (1999). Biologische Psychologie. (4., vollständig überarbeitete und ergänzte Aufl.). Berlin, Heidelberg, New York, Barcelona; Hongkong; London; Mailand; Paris; Singapur; Tokio: Springer Verlag.

Bisalski H. K., Bischoff S. C. & Puchstein C. (2010). Ernährungsmedizin. Nach dem neuen Curriculum Ernährungsmedizin der Bundesärztekammer. (4., vollständig überarbeitete und erweiterte Aufl.). Stuttgart; New York: Georg Thieme Verlag.

Bünning E. (1977). Die physiologische Uhr. Circadiane Rhythmik und Biochronometrie. (3., gründlich überarbeitete Aufl.). Berlin: Springer.

Caples S. M. & Somers V. K. (2009). Autonomic Dysregulation During REM Sleep. In R. Stickgold & M. Walker (Hrsg.), The Neuroscience of Sleep (S. 223-229). Amsterdam: Elsevier.

Damasio A. R. (2003). Der Spinoza-Effekt. Wie Gefühle unser Leben bestimmen. (Aus dem Englischen von Hainer Kober. Original erschienen 2003: Harcourt, Inc.). München: List Verlag.

Damasio A. R. (2017). Im Anfang war das Gefühl. Der biologische Ursprung menschlicher Kultur. (Aus dem Englischen von Sebastian Vogel. Die amerikanische Originalausgabe erscheint 2018 bei Pantheon Books, New York). München: Siedler Verlag.

Dement W. C. (1972/1974). Some must watch while some must sleep. Reprint of the 1972 ed. Puplished by Stanford Alumni Association, Stanford, Calif. In series: The Portable Stanford. San Francisco: W. H. Freeman and Company.

Dement W. & Kleitmann N. (1957a). Cyclic variations in EEG during sleep and their relation to eye movements, body motility, and dreaming. Electroencephal Clin Neurophysiol 9: 673-90.

Dement W. & Kleitmann N. (1957b). The relation of eye movements during sleep to dream activity: an objective method or the study of dreaming. J. ExpPsychol 53: 339-68.

Dräger Medical GmbH (Hrsg.). (2015). Die Bedeutung der Kerntemperatur - Pathophysiologie und Messmethoden. Lübeck: www.draeger.com

Dudai Y. (2004). The neurobiology of consolidations, or, how stable is the engram? Annu Rev Psychol; 55: 51-86.

Eliot L. (2002). Was geht da drinnen vor? Gehirnentwicklung in den ersten fünf Lebensjahren. (Aus dem Amerikanischen von Barbara Schaden). (3. Auflage 2001). Berlin: Berlin Verlag.

Engel A. (Hrsg.). (2009). Neurowissenschaften. Ein grundlegendes

Lehrbuch für Biologie, Medizin und Psychologie. (A. Engel, A. Held, C. Hornung, B. Jarosch, C. Lange, G. Maxam, M. Niehaus- Osterloh & L. Seidler, Übers.; Original erschienen 2007: Neuroscience – Exploring the Brain). (3. Aufl.). Heidelberg: Spektrum Akademischer Verlag.

Fazio, R. H. (1986). How do attitudes guide behavior? In R. M. Sorrentino & E. T. Higgins (Eds.), The Handbook of Motivation and Cognition (pp. 204-243). New York: Guilford.

Flechsig P. (1920). Anatomie des menschlichen Gehirns und Rückenmarks auf myelogenetischer Grundlage. Leipzig: Thieme Verlag.

Frings S., Müller F. (2014, 2019). Biologie der Sinne. Vom Molekül zur Wahrnehmung. (2., korrigierte und aktualisierte Aufl.). Berlin: Springer Verlag.

Friebel V. (1992). Der Aufbau des Immunsystems. In V. Friebel, I. Ledvina & A. Roßmeier (Hrsg.). So arbeitet das Immunsystem. Funktionsweise, Störungen, natürliche Stärkung (S. 11-33). (Mit einem Vorw. von G. Uhlenbruck). Niedernhausen/Ts.: Falken-Verlag.

Friebel V., Ledvina I. & Roßmeier A. (Hrsg.). (1992). So arbeitet das Immunsystem. Funktionsweise, Störungen, natürliche Stärkung. (Mit einem Vorw. von G. Uhlenbruck). Niedernhausen/Ts.: Falken-Verlag.

Funke J. & Frensch P. A. (Hrsg.): Handbuch der Allgemeinen Psychologie - Kognition. Band 5. Göttingen; Bern; Wien; Toronto; Seattle; Oxford; Prag: Hogrefe Verlag.

Gassen H. G. (2013). Mörderisches Erbe. Wie das Böse in unsere Köpfe kam. Darmstadt: Wissenschaftliche Buchgesellschaft (WBG).

Gauer O. H., Kramer, K. & Jung R. (Hrsg.). (1971). Physiologie des Menschen, Bd. 2, Energiehaushalt und Temperaturregulation. München: Urban & Schwarzenberg.

Gauggel S. & Herrmann M. (Hrsg.). Handbuch der Neuro- und Biopsychologie. Band 8. Göttingen; Bern; Wien; Toronto; Seattle; Oxford; Prag: Hogrefe Verlag.

Grüsser O.-J. (1983). Zeit und Gehirn. Zeitliche Aspekte der Signal-verarbeitung in den Sinnesorganen und im Zentralnervensystem. In A. Peisl & A. Mohler (Hrsg.), Die Zeit. Schriften der Carl Friedrich von Siemens Stiftung, Bd. 6 (S. 79-132). München: Oldenbourg.

Hallschmid M. & Born, J. (2006). Der Schlaf der Vernunft gebiert Wissen. In M. H. Wiegand, F. v. Spreti & H. Förstl (Hrsg.), Schlaf & Traum. Neurobiologie, Psychologie, Therapie (S. 75-106). Stuttgart: Schattauer.

Hardeland R. (2008). Pleiotropie und Metabolismus des Nachthor-mons Melatonin. In R. Hardeland (Hrsg.), Facetten der Chronobio-logie (S. 43-70). Abhandlungen der Leibniz-Sozietät der Wissen-schaften, Bd. 23. Berlin: trafo Wissenschaftsverlag.

Hardeland R. (Hrsg.). (2008). Facetten der Chronobiologie. Abhand-lungen der Leibniz-Sozietät der Wissenschaften, Bd. 23. Berlin: trafo Wissenschaftsverlag.

Held M. & Geißler K. A. (Hrsg). (1995). Von Rhythmen und Eigen-zeiten. Perspektiven einer Ökologie der Zeit. Edition Universitas. Stuttgart: Hirzel, Wissenschaftliche Verlagsgesellschaft.

Hellbrügge T. (1965b). Entwicklung der Tag-Nacht-Periodik im Kin-desalter. Wissenschaftliche Z. Humboldt-Universität. Math.- Nat. R. 14, 263.

Hellbrügge T. (2008). The Development of Circadian Rhythms in Infant. In Hardeland, R. (Hrsg.), Facetten der Chronobiologie (S. 155-180). Abhandlungen der Leibniz-Sozietät der Wissenschaften, Bd. 23. Berlin: trafo Wissenschaftsverlag.

Hellbrügge T., Lange J. & Rutenfranz J. (1959). Schlafen und Wa-chen in der kindlichen Entwicklung. Untersuchungen über die zeitlichen und tageszeitlichen Verschiebungen im Schlaf. In E. Ro-minger (Hrsg.), Beihefte zum Archiv für Kinderheilkunde, Heft 39. Stuttgart: Ferdinand Enke Verlag.

Hellbrügge, T. F. (1977). Physiologische Zeitgestalten in der kindli-chen Entwicklung. In J.-H. Scharf & H. v. Mayersbach (Hrsg.), Le-opoldina-Symposium. Die Zeit und das Leben. Chronobiologie (S. 365-387). (Abhandlungen der Deutschen Akademie der Naturforscher Leopoldina, 16.-21. März 1975, Bd. 46, Nr. 225). Halle (Saale): Nova Acta Leopoldina.

Heubrock D. (2008). Entwicklung kognitiver Systeme und Entwicklungsneuropsychologie. In S. Gauggel & M. Herrmann (Hrsg.), Handbuch der Neuro- und Biopsychologie (305-317). Göttingen; Bern; Wien; Toronto; Seattle; Oxford; Prag: Hogrefe Verlag.

Hüther G. & Krens I. (2008). Das Geheimnis der ersten neun Monate. Unsere frühesten Prägungen. (2. Auflage 2009). Weinheim; Basel: Beltz Verlag.

Hobson J. A. (1990). Schlaf. Gehirnaktivität im Ruhezustand. (Aus dem Amerikanischen übersetzt von I. Horn. Original erschienen 1988: The Dreaming Brain). Heidelberg: Spektrum der Wissenschaft.

Hobson A. & McCarley R. W. (1971). Cortical and activity in sleep and waking. Electroencephalogr. Clin. Neurophysiol., 30: 97-112.

Kahle W. & Frotscher M. (1975). Taschenatlas Anatomie Band 3. Nervensysteme und Sinnesorgane. (12., aktualisierte Aufl., bearbeitet von F. Schmitz. Zeichnungen von G. Spitzer). Stuttgart; New York: Georg Thieme Verlag.

Kapfhammer H.-P. (2006). Albtraum, Pavor nocturnus und andere Gespenster der Nacht. In M. H. Wiegand, F. von Spreti & H. Förstl (Hrsg.), Schlaf & Traum. Neurobiologie, Psychologie, Therapie (S. 171-200). Stuttgart: Schattauer Verlag

Kasper S. & Möller H.-J. (Hrsg.). (2004). Herbst-/Winterdepression und Lichttherapie. Wien: Springer.

Krakow B., Hollifield DM. & Schrader R. et al. (2000). A controlled study of imagery rehearsal for chronic nightmares in sexual assultsurvivors with PTSD: A preliminary report. J. Traum Stress; 13: 589-609.

Krakow B., Melendrez D. & Pedersen B. et al. (2001). Complex insomnia: Insomnia and sleep-disordered breathing in a consecutive series of crime victims with nightmare and PTSD. Biol Psychiatry. 49: 948-53.

Laplanche J. & Pontalis J.-B. (1973). Das Vokabular der Psychoanalyse. (Aus dem Französischen von Emma Moersch. Presses Universitaires de France 1967 Paris). Frankfurt am Main: Suhrkamp Taschenbuch Wissenschaft.

Lautenbacher S., Güntürkün O. & Hausmann M. (Hrsg.). (2007). Gehirn und Geschlecht. Neurowissenschaft des kleinen Unterschieds zwischen Frau und Mann. Heidelberg: Springer Medizin Verlag.

Lehmkuhl G., Frölich J. & Fricke Oerkermann L. (2011). Psychodiagnostik von Schlafstörungen. In A. Wiater & G. Lehmkuhl (Hrsg.), Handbuch des Kinderschlafs. Grundlagen, Diagnostik und Therapie organischer und nichtorganischer Schlafstörungen. Stuttgart: Schattauer.

Lipton J. M. (1987). Temperature Regulation. In G. Adelman (Ed.), Encyclopedia of Neuroscience Vol. 2 (pp. 1193-1194). Boston: Birkhäuser.

Lotze M. (1997). Grundlagen. Visuelle Grundlagen der Lichttherapie. In J. Zulley & A. Wirz-Justice (Hrsg.), Lichttherapie. Biologische Rhythmen und Schlaf (S. 13-20). (2. überarbeitete und erweiterte Aufl.). Regensburg: S. Roderer.

Mack W. & Raski B. (2010). Lernen, Gedächtnis, Wissen, Sprache, Denken und Problemlösen. Hagen: Fernuniversität Hagen.

Mann L. (1997). Sozialpsychologie. (Aus dem Englischen von W. Kramer. Mit einer Einleitung von H. E. Lück. Original erschienen 1969: Social Psychology). (11. Aufl.). Weinheim: Beltz Verlag.

Markowitsch H.-J. (2009). Dem Gedächtnis auf der Spur. Vom Erinnern und Vergessen. (3., mit einem neuen Vorwort versehene Aufl. 2009). Darmstadt: Wissenschaftliche Buchgesellschaft [WBG].

Markowitsch H.-J. (2009). Das Gedächtnis. Entwicklung, Funktionen, Störungen. München: Verlag C. H. Beck.

Meding, M. (2014). Wenn Kinder schlafen ... Zur Bedeutung des Schlafs für die vitalen, kognitiven und sozialen Prozesse bei Kindern bis zum sechsten Lebensjahr. Der Versuch einer Handlungsanleitung. (3., Aufl. 2015). Salzkotten: Helenos Verlag.

Meding M. (2015). Sein, Selbst, Ich bei Michel de Montaigne.. Salz-kotten: Helenos Verlag.

Mednick, S. C. & Drummond, S. P. A. (2009). Napping. In R. Stick-gold & M. Walker (Eds.), The Neuroscience of Sleep (pp. 254-259). Amsterdam: Elsevier.

Mednick, S. C., Nakayama, K. & Stickgold, R. (2003). Sleep-depen-dent learning: a nap is as good as a night. Nat. Neurosci., 6, 697-698.

Meer E. van der (2006). Langzeitgedächtnis. In J. Funke & P. A. Frensch (Hrsg.), Handbuch der Allgemeinen Psychologie - Kogni-tion (S. 346-355). Göttingen; Bern; Wien; Toronto; Seattle; Oxford; Prag: Hogrefe Verlag.

Meier-Ewert K. & Rüther E. (Hrsg.). (1993). Schlafmedizin. Stutt-gart: Gustav Fischer Verlag.

Meier-Koll A. (1995). Chronobiologie. Zeitstrukturen des Lebens. München: C.H. Beck.

Mullington J. M. (2009a). Endocrine Function During Sleep and Sleep Deprivation. In R. Stickgold & M. Walker (Eds.), The Neuros-cience of Sleep (pp. 209-212). Amsterdam: Elsevier.

Mullington J. M. (2009b). Immune Function During Sleep and Sleep Deprivation. In R. Stickgold & M. Walker (Eds.), The Neuroscience of Sleep (pp. 213-217). Amsterdam: Elsevier.

Nurse P. (2021). Was ist Leben? Die fünf Antworten der Biologie. (Originalausgabe erschien 2020 bei David Fickling Books, Oxford.) Berlin: Aufbau Verlag.

Oeser E. (2006). Das selbstbewusste Gehirn. Perspektiven der Neuro-philosophie. Darmstadt: Wissenschaftliche Buchgesellschaft [WBG].

Pace-Schott EF. & Hobson JA. (2002). The neurobiology of sleep genetics, cellular physiology and subcortical networks. Nature Rewiews Neuroscience 3: 591-605.

Paquot T. (2000). Siesta. Die Kunst des Mittagsschlafs. (Aus dem Franz. von S. Dzuck. Original erschienen 1998: L'Art de la sieste).

Köln: vgs Verlagsgesellschaft.

Peisl A. & Mohler A. (Hrsg.). (1983). Die Zeit. Schriften der Carl Friedrich von Siemens Stiftung, Bd. 6. München: Oldenbourg.

Penfield W. & Rasmussen T. (1950). The cerebral cortex of man; a clinical study of localization of function. Macmillan.

Poe GR, Nitz DA, McNaughton BL & Barnes CA. (2000). Experience dependent reversal of theta phase discharge profiles in REM sleep. Brain Res; 855: 176-80.

Qin YL. McNaughton BL., Skaggs WE. & Barnes CA. (1997). Memory reprocessing in corticocortical and hippocampocortical neuronal ensembles. Philos Trans R Soc Lond B; 352: 1525-33.

Rechtschaffen A. & Kales A. (Hrsg.). (1968). A manual of standardized terminology, techniques, and scoring for sleep stages of human subjects. National Institut of Health Publications 204. US Government Printing Office, Washington DC.

Resch, F. (2005). Selbstentwicklung und Zeiterleben im Kindes- und Jugendalter. In U. Lehmkuhl (Hrsg.), Die Bedeutung der Zeit. Zeiterleben und Zeiterfahrung aus Sicht der Individualpsychologie (S. 31-43). Beiträge zur Individualpsychologie. Bd. 30. Göttingen: Vandenhoeck & Ruprecht.

Rodenbeck A., Gruber-Rüther A. & Rüther E. (2006). Affekte im Traum und Wacherleben - eine Affekthypothese des Traums. In M. H. Wiegand, F. v. Spreti & H. Förstl (Hrsg.), Schlaf & Traum. Neurobiologie, Psychologie, Therapie (S. 115-130). Stuttgart: Schattauer.

Roenneberg T. (2012). Wie wir ticken. Die Bedeutung der Chronobiologie für unser Leben. Köln: Dumont Buchverlag.

Roenneberg T. (2019). Das Recht auf Schlaf. Eine Kampfschrift für den Schlaf und ein Nachruf auf den Wecker. (Aus dem Englischen von Iris von Finckenstein). München: dtv Verlagsgesellschaft.

Roenneberg T. & Merrow M. (2002). Life before the clock. Modeling Circadian evolution. Journal of biological Rhythms, 17 (6), 495-505.

Roenneberg T., Wirz-Justice A. & Merrow M. (2003). Life between Clocks: Daily Temporal Patterns of Human Chronotypes. Journal of biological Rhythms, 18 (1): 80-90.

Roenneberg T., Allebrandt K. V., Merrow M. & Vetter C. (2012). Social Jetlag and Obesity. Current Biology, 22, 939-943.

Rominger E. (Hrsg.). (1959). Beihefte zum Archiv für Kinderheilkunde, Heft 39. Stuttgart: Ferdinand Enke Verlag.

Roth G. (1994). Das Gehirn und seine Wirklichkeit: kognitive Neurobiologie und ihre philosophischen Konsequenzen. (2. Aufl. 1995). Frankfurt a. M.: Suhrkamp.

Roth G. (2001). Fühlen, Denken, Handeln. Wie das Gehirn unser Verhalten steuert. (Neue, vollständig überarbeitete Ausgabe). Frankfurt am Main: Suhrkamp Verlag.

Roth G. (2003). Aus Sicht des Gehirns. Frankfurt am Main: Suhrkamp Verlag.

Roth G. (2008). Gehirn und Bewusstsein: Neurobiologische Grundlagen. In S. Gauggel & M. Herrmann (Hrsg.), Handbuch der Neuro- und Biopsychologie (S. 17-27). Band 8. Göttingen; Bern; Wien; Toronto; Seattle; Oxford; Prag: Hogrefe Verlag.

Roth G. (2010). Wie einzigartig ist der Mensch? Die lange Evolution der Gehirne und des Geistes. Heidelberg: Spektrum Akademischer Verlag.

Schäfer T. (1993). Schlaf bei Kindern. In K. Meier-Ewert & E. Rüther (Hrsg.), Schlafmedizin (S. 63-67). Stuttgart: Gustav Fischer Verlag.

Schäfer T. (2011). Physiologie und altersbezogene Merkmale des kindlichen Schlafes. In A. Wiater & G. Lehmkuhl (Hrsg.), Handbuch des Kinderschlafs. Grundlagen, Diagnostik und Therapie organischer und nichtorganischer Schlafstörungen (S. 1-16). Stuttgart: Schattauer.

Scheufele B. (2016). Priming. Konzepte, Ansätze der Medien- und Kommunikationswissenschaft. Baden-Baden: Nomos Verlagsgesellschaft.

Schlarb A. A. (2011). Psychoedukation und Schlafhygiene. In A. Wiater & G. Lehmkuhl (Hrsg.), Handbuch des Kinderschlafs. Grundlagen, Diagnostik und Therapie organischer und nichtorganischer Schlafstörungen (S. 211-239). Stuttgart: Schattauer.

Scholle S. & Beyer U., Bernhard M., Eichholz S., Erler T., Graneß P. et al. (2011). Normative values of polysomnographic parameters in childhood and adolescence: Quantitative sleep parameters. Sleep Medicine, 12: 542-549.

Scholle S. & Feldmann-Ulrich E. (2012). Polysomnographischer Atlas der Schlaf-Wach-Stadien im Entwicklungsgang vom Säuglings- zum Jugendalter. (2., überarbeitete und erweiterte Aufl. des »Atlas der Schlafstadien und des Wachseins im Entwicklungsgang vom Säugling zum Jugendlichen«). Heidelberg: Verlagsgruppe Hüthig Jehle Rehm GmbH, ecomed Medizin.

Schredl M. (1999). Die nächtliche Traumwelt: Einführung in die psychologische Traumforschung. Stuttgart: Kohlhammer.

Schredl M. (2006). Experimentell-psychologische Traumforschung. In M. H. Wiegand, F. v. Spreti & H. Förstl (Hrsg.), Schlaf & Traum. Neurobiologie, Psychologie, Therapie (S. 37-73). München: Schattauer.

Schredl M. (2008). Traum. München: Ernst Reinhard Verlag.

Schulz H. (2007). Schlafen Männer und Frauen unterschiedlich? In: S. Lautenbacher, O. Güntürkün & M. Hausmann (Hrsg.), Gehirn und Geschlecht. Neurowissenschaft des kleinen Unterschieds zwischen Frau und Mann (S. 176-189). Heidelberg: Springer Medizin Verlag.

Sinz R. (1978). Zeitstrukturen und organismische Regulation. Chronophysiologische und –psychophysiologische Untersuchungen zur dynamischen multioszillatorischen Funktionsordnung des Organismus. Berlin: Akademie Verlag.

Sinz R. (1979). Neurobiologie und Gedächtnis. Neuronennetzwerke und Informationsspeicherung im menschlichen Gehirn. Stuttgart: New York: Gustav Fischer Verlag.

Solms M. (2000). Dreaming and REM sleep are controlled by different brain mechanisms. Behav Brain Sci; 23: 843-50.

Sorrentino, R. M. & Higgins, E. T. (Hrsg.). (1986). The Handbook of Motivation and Cognition. New York: Guilford.

Spitzer M. (2002). Musik im Kopf. Hören, Musizieren, Verstehen und Erleben im neuronalen Netzwerk. (2. korrigierter Nachdruck der 1. Aufl. 2003). Stuttgart: Schattauer.

Spitzer M. (2007). Lernen. Gehirnforschung und die Schule des Lebens. München: Elsevier.

Stangl, W. (2018). Stichwort: ›Epigenetik‹. Online Lexikon für Psychologie und Pädagogik. www: http://lexikon.stangl.eu/1245/epigenetik/ (2018-07-10)

Stephan A. & Walter S. (Hrsg.). (2013). Handbuch Kognitionswissenschaft. Stuttgart: J. P. Metzler'sche Verlagsbuchhandlung und Carl Ernst Poeschel Verlag GmbH.

Stickgold R., Walker M. (Hrsg.). (2009). The Neuroscience of Sleep. Amsterdam: Elsevier.

Walker M. P. (2009). Sleep-Dependent Memory Processing. In R. Stickgold & M. Walker (Hrsg.), The Neuroscience of Sleep (S. 230-240). Amsterdam: Elsevier.

Wehr T. A. (1992). A brain-warming function for REM sleep. Neuroscience & Biobehavioral Reviews, 16 (3): 379-397.

Weinert D. (2006). The temporal order of mammals. Evidence for multiple central and peripheral control mechanisms and for endogenous and exogenous components: some implications for research on aging, Biological Rhythm Research, 36 (4): 293- 308.

Weinert D. (2008). Altersabhängige Änderungen circadianer Rhythmen – mögliche Ursachen, Konsequenzen und Behandlungsstrategien. In R. Hardeland (Hrsg.), Facetten der Chronobiologie (S. 13-42). Abhandlungen der Leibniz-Sozietät der Wissenschaften, Bd. 23. Berlin: trafo Wissenschaftsverlag.

Wiater A. & Lehmkuhl G. (Hrsg.). (2011). Handbuch des Kinderschlafs. Grundlagen, Diagnostik und Therapie organischer und nichtorganischer Schlafstörungen. Stuttgart: Schattauer.

Wiegand M. H. (2006). Neurobiologie des Träumens. In M. H. Wiegand, F. v. Spreti & H. Förstl (Hrsg.), Schlaf & Traum. Neurobiologie, Psychologie, Therapie (S. 17-35). Stuttgart: Schattauer.

Wiegand M. H., Spreti F. v. & Förstl H. (Hrsg.). (2006). Schlaf & Traum. Neurobiologie, Psychologie, Therapie. Stuttgart: Schattauer.

Wirz-Justice A. & Roenneberg T. (2004). Circadiane und saisonale Rhythmen. In S. Kasper & H.-J. Möller (Hrsg.), Herbst-/Winterdepression und Lichttherapie (S. 203-212). Wien: Springer.

Wirtz M. A. (Hrsg.), (2021). Dorsch - Lexikon der Psychologie. (20. überarbeitete Aufl.). Bern: Hogrefe Verlag.

Wurtmann R. J. (1987). Melatonin. In G. Adelman (Ed.), Encyclopedia of Neuroscience. Vol. 2 (p. 623). Boston: Birkhäuser.

Zulley J. (1993). Schlafen und Wachen. Ein Grundrhythmus des Lebens. In M. Held & A. Geißler (Hrsg.), Ökologie der Zeit. Vom Finden der rechten Zeitmaße (S. 53-61). Edition Universitas. Stuttgart: Hirzel, Wissenschaftliche Verlagsgesellschaft.

Zulley J. & Crönlein J. (1997). Melatonin. Grundlagen und Anwendung des Melatonins. In J. Zulley. & A. Wirz-Justice (Hrsg.), Lichttherapie. Biologische Rhythmen und Schlaf (S. 143-163). (2. überarbeitete und erweiterte Aufl.). Regensburg: S. Roderer.

Zulley J. & Knab B. (2005). Zeit zum Schlafen. Universitas. Orientierung in der Wissenswelt, 705: 237-245.

Zulley J. & Wirz-Justice A. (Hrsg.). (1997). Lichttherapie. Biologische Rhythmen und Schlaf. (2., überarbeitete und erweiterte Aufl.). Regensburg: S. Roderer.

Abbildungen

Tabellen

Illustrationen: Martin Schulze

Sämtliche Abbildungen - sowohl die schlafende oder lernen-
de Eva, als auch die Gehirnstrukturen, die Diagramme und
die Darstellung komplexer Zusammenhänge - sind durch
die Kreativität von Martin Schulze entstanden, der die Herausforderung angenommen hat, den Buchtext mit seinen
Illustrationen unterstützend zu begleiten.

Im Spreewald geboren, studierte er Kybernetik sowie Kunst
und Design, war einige Jahre in industrieller Forschung und
Entwicklung tätig, bevor er sich als Gestalter, Grafiker, Illus-
trator und bildender Künstler selbständig machte.

Nach viele Jahren u.a. in Berlin, Paris und Leipzig, lebt und
arbeitet er seit 2017 wieder im Spreewald: Vorrangig mit
freien Arbeiten und der Organisation einer kleinen privaten
Kunstgalerie beschäftigt, ist er mit seiner eigenen Kunst auf
Ausstellungen in Holland, Frankreich und Deutschland zu
finden.

Bibliografische Information der Deutschen Nationalbibliothek: Die Deutsche Nationalbibliothek verzeichnet diese Publikation in der Deutschen Nationalbibliografie; detaillierte bibliografische Daten sind im Internet über http://dnb.d-nb.de abrufbar.

2., durchgesehene und korrigierte Auflage 09.2023

© 2023 Helenos Verlag Salzkotten
    Brunnenstraße 2, 33154 Salzkotten, Germany
    Internet: www.helenos-verlag.de
    E-Mail: kontakt@helenos-verlag.de

Gestaltung: Marlene Meding, Salzkotten
Illustrationen: © Martin Schulze, Lübben-Spreewald
Druck: Janus Druck, Borchen

ISBN: 978-3-945691-03-8